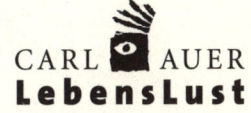

CARL AUER
LebensLust

»Alles halb so schlimm!«

Alte Bauernweisheit

»Nach dieser Lektüre werden Sie es schaffen!«

Die Verfasser

Albrecht Schmierer, Gerhard Schütz

Entspannt zum Zahnarzt So überwinden Sie die Angst

2008

Über alle Rechte der deutschen Ausgabe verfügt Carl-Auer-Systeme
Verlag und Verlagsbuchhandlung GmbH Heidelberg
Fotomechanische Wiedergabe nur mit Genehmigung des Verlags
Lektorat: Barbara Imgrund, Heidelberg
Satz: Verlagsservice Hegele, Heiligkreuzsteinach
Umschlaggestaltung: Göbel/Riemer
Printed in Germany
Druck und Bindung: Freiburger Graphische Betriebe, www.fgb.de

ISBN 978-3-89670-587-7
© 2008 Carl-Auer-Systeme, Heidelberg

Bibliografische Informationen Der Deutschen Nationalbibliothek
Die Deutsche Nationalbibliothek verzeichnet diese Publikation
in der Deutschen Nationalbibliografie; detaillierte bibliografische
Daten sind im Internet über http://dnb.ddb.de abrufbar.

Informationen zu unserem gesamten Programm, unseren Autoren
und zum Verlag finden Sie unter: **www.carl-auer.de**

Wenn Sie unseren Newsletter zu aktuellen Neuerscheinungen
und anderen Neuigkeiten abonnieren möchten, schicken Sie
einfach eine leere E-Mail an: **carl-auer-info-on@carl-auer.de**

Carl-Auer Verlag
Häusserstraße 14
69115 Heidelberg
Tel. 0 62 21-64 38 0
Fax 0 62 21-64 38 22
E-Mail: info@carl-auer.de

Inhalt

Kindheitserinnerungen

Ich erinnere mich so genau an meine Erfahrungen mit dem Zahnarzt, als ob ein Film ablaufen würde. Als ich ein kleiner Junge war, musste ich auf dem Weg dorthin zuerst ein Stück mit der Straßenbahn fahren, doch diese Fahrt war anders als andere: Ich schaute nicht neugierig aus dem Fenster auf die vorbeiziehende Stadt, ich nahm mich selbst gar nicht wahr, sondern erlebte eine Abfolge von Filmen mit Erinnerungen an vergangene Zahnarztbesuche. Mir fiel ein, dass der Zahnarzt einmal ganz gemein in meine Lippe gekniffen und mich dann angeraunzt hatte: »Stell dich nicht so an, du bist doch kein kleines Mädchen!«

Dann kam unweigerlich der Horrorfilm von jener Zahnbehandlung, bei der mir einmal ins Zahnfleisch gebohrt wurde, sodass ein starker Schmerz und der Geschmack von Blut eine Zubeißreaktion auslöste. Ihr begegnete der Zahnarzt mit einem heftigen Schwitzkastengriff um meinen Kopf und einem Mundsperrer aus Eisen. Dabei kam er mir unerträglich nahe, ich konnte sehen, wie sein Gesicht immer größer wurde, bis es ganz dicht über mir war. Er schwitzt, hat einen üblen Atem, schmutzige verfärbte Zähne und ist zornig auf mich. Um seinen Mund bilden sich Spuckebläschen. Er schimpft über irgendetwas, das gar nicht zu mir durchdringt, seine Spucke spritzt mir dabei in den Mund. Meine Angst wird zur Panik: Ich will nur noch raus hier und wehre mich mit Leibeskräften, kämpfe um mein Leben, schreie um Hilfe, so laut ich kann, spucke zurück, strample, bis mich eine gewaltige Ohrfeige kurz zum Verstummen bringt. Ich verschlucke mich am Wasser im Mund, bekomme keine Luft mehr, habe Angst vor dem Ersticken, und der Schmerz wird immer schlimmer. Ich schwöre mir: Falls ich das überlebe, gehe ich *nie* wieder hin – niemand kann mich dazu bringen, das noch einmal geschehen zu lassen, denn das ist Folter und lebensbedrohlich.

Es gibt noch andere Filme in meiner Erinnerung, etwa als ich bei der Mandeloperation an Stirn, an Armen, Bauch und Beinen mit Lederriemen auf einen Folterstuhl gefesselt wurde. Auch hier wurde mein Protest gehässig abgetan: »Jetzt reiß dich zusammen, du bist doch schon sechs, es ist ja nicht so schlimm.« Dabei begleiteten im Ätherrausch Bilder von Feuersbrünsten, von der Hölle und ihrem Fegefeuer mein ohnmächtiges Schreien.

Und dann sitze ich doch wieder in der Straßenbahn, die Fahrt wird immer schneller, ich hoffe auf einen Unfall, ein Erdbeben, das mich rettet, aber es geht gnadenlos weiter, die vielen Stufen hinauf zur Praxis werden immer steiler, mein Körper wird immer schwerer, ich bekomme fast keine Luft mehr und schleppe mich an Papas gnadenloser Hand (Mama hatte es längst aufgegeben) wie ein Achtzigjähriger in diesen Praxisflur. Der schreckliche Geruch löst einen ungeheuren Adrenalinschub aus, ich möchte fliehen, davonrennen, kämpfen. Eine große junge Frau sitzt hinter einer Art Theke, mein Papa zerrt mich dorthin, fängt sofort mit ihr zu flirten an und bestätigt ihr, dass es heute passieren wird.

Lieber Leser, bevor Sie weiterlesen, lehnen Sie sich erst einmal entspannt zurück, atmen tief durch und freuen sich, dass Sie gerade woanders sind! Machen Sie eine mentale

Pause und schalten Sie eine gute Erinnerung aus Ihrem Leben ein: War da ein schöner Urlaub, eine positive Begegnung, etwas, an dem Sie Spaß hatten?

Wie gut, dass unsere Erinnerungen und Fantasien auch viele wunderbare Vorstellungen erzeugen können! Wenn die Rahmenbedingungen geschaffen sind, können wir einen mentalen Spaziergang dorthin machen, wo wir uns sicher und wohl fühlen, denn auch alle guten emotionalen Erlebnisse sind in uns abgespeichert und können genauso gut und schnell aktiviert werden wie die Alptraumerlebnisse.

Das, was mir gerade passiert, ob ich Verzweiflung, Trauer, Angst, Panik, Wut oder Ausgleich, Liebe, Freude und Glück empfinde, geschieht in meinem Kopf, in meinem Körper, in meiner Seele. Für den jetzigen Moment, wenn ich überprüfe, wie es mir gerade geht, nehme ich mich so an, wie ich gerade bin. Ich spüre meinen Puls, die Temperatur meiner Hände und meiner Stirn. Wohin geht mein Atem – reicht er bis hinunter in den Bauch? Bin ich verschwitzt, unruhig, nehme ich mich in meiner momentanen Umgebung wahr, oder bin ich in Gedanken gerade woanders? Alles Verdrängen von Gefühlen bewirkt nur ein Verstärken dieser Gefühle. Dazu lebe ich: Mit meinen Erfahrungen, mit meinem momentanen Zustand so umgehen zu lernen, dass ich zufrieden bin.

Sie fragen sich, wie Sie dieses Buch nützen können? Nun, lesen Sie einfach Kapitel für Kapitel weiter oder springen Sie zu dem für Sie wichtigsten Kapitel. Wir wünschen Ihnen viel Freude und Anregung dabei!

Albrecht Schmierer und Gerhard Schütz
Herbst 2007

Was ist Angst?

Definition

Natürlich kennt jeder von uns das Gefühl, wie es ist, wenn Angst aufflammt. Wie jedoch der Einzelne mit Angst umgeht, ist sehr unterschiedlich. Es gibt Personen, die dazu neigen, angstauslösenden Situationen schnellstmöglich aus dem Weg zu gehen; dieses Verhalten nennt man Vermeidungsverhalten. Andere hingegen suchen das Angstauslösende absichtlich auf, um auf diese Weise ihre Ängste in den Griff zu bekommen. Goethe beispielsweise litt unter Höhenangst und bestieg absichtlich Kirchtürme, um sich seiner Angst zu stellen – in der Hoffnung, dass sie dann abnehmen würde.

> **Ein existenzielles Gefühl**
>
> Angst ist eine der Grundemotionen im menschlichen Leben. Hervorgerufen wird sie durch ein Gefühl der Bedrohung, das mit Ungewissheit und einer starken körperlichen Erregung einhergeht. Prinzipiell kann fast alles, was einem im Alltag begegnet, angstauslösenden Charakter annehmen. Hierbei verspannt sich die Muskulatur, der Körper erstarrt. Die Atmung fließt nicht mehr rund, bei extremer Angst hält man sogar den Atem an. Hände und Füße werden feucht und kalt, die Beine eher warm. Das Sehvermögen ist eingeschränkt. Außerdem kann man nicht mehr richtig denken. Alles ist auf ein archaisches Notfallprogramm ausgerichtet: entweder Angriff, Verteidigung oder Flucht.

Angst ist ein sehr einschränkender Zustand. Hält die Angst über längere Zeit an, so ist die Wahrscheinlichkeit groß, dass die Person erkranken wird. Ihr Körper verfügt in dieser Lage nicht mehr über die Fähigkeit zur Selbstregulation: Aufgrund der erhöhten Muskelspannung zirkuliert das Blut nur ungenügend – mit der Folge, dass der gesamte Stoffwechselhaushalt durcheinandergerät. Es gibt zwei Kategorien von Angst:

1. **Die Zustandsangst** ist nur eine vorübergehend einschränkende Empfindung. Sie variiert in ihrer zeitlichen Intensität sehr stark. Wenn die bedrohliche Situation abgeklungen ist, klingt im Allgemeinen auch die Zustandsangst schnell ab.

2. **Die Eigenschaftsangst** wird landläufig auch als Ängstlichkeit bezeichnet. Diese Angst ist ein mehr oder weniger festes Persönlichkeitsmerkmal. Ängstliche Menschen nehmen ihre Umwelt durch die Brille einer ständigen Bedrohung wahr – als Bedrohung im alltäglichen Leben oder persönliche Bedrohung im sozialen Bereich.

Ob Sie eher unter Zustandsangst oder Eigenschaftsangst leiden, merken Sie, wenn Sie Ihre Zahnarztangst mit anderen Ängsten vergleichen. Gehören Sie zu der Personengruppe, die die Zahnbehandlungsangst als eine besondere Angst wahrnimmt und sonst im Allgemeinen nicht ängstlich ist, so leiden Sie mehr unter Zustandsangst. Diese Angst ist leichter zu behandeln als Eigenschaftsangst.

Wann ist eine Angst noch »normal«?

Da jeder Mensch mit Angst mehr oder weniger häufig in Berührung kommt, stellt sich die Frage, wann eine Angst noch normal und wann sie bereits auffällig ist. Von Auffälligkeit würde man dann sprechen, wenn eine Person viel Energie oder Kraft in etwas investieren muss, um es zu vermeiden. Konkret könnte das für Sie heißen:

Sie haben Zahnschmerzen und nehmen sich vor, zum Zahnarzt zu gehen – gleichzeitig gibt es in Ihnen eine Art Gegenkraft, die Sie vor diesem Besuch zurückschrecken lässt. Diese Gegenkraft wird immer stärker und raubt Ihnen noch mehr Energie. Schließlich gewinnt diese Gegenkraft das Duell, und Sie gehen trotz aller guten Vorsätze nicht zum Zahnarzt. Sie können in diesem kleinen Beispiel erkennen, dass Sie einen massiven Konflikt erlebt haben – Ihr Vermeidungsverhalten hat sich mit großem Energieaufwand (schlechter Schlaf, Nervosität, Horrorgedanken) durchgesetzt. In diesem Fall wäre Ihre erlebte Angst auffällig.

Krankhafte Formen der Angst

Eine auffällige Angst muss noch keine krankhaften Züge aufweisen; es sind noch andere Faktoren erforderlich, um aus einer Angst eine Angsterkrankung machen.

Angsterkrankungen zählen zu den am häufigsten auftretenden psychischen Störungsbildern in unseren Breiten. Vereinfachend lassen sich diese Erkrankungen in fünf Kategorien einteilen:

- Phobische Störungen
- soziale Phobien

- spezifische Phobien
- Panikstörungen
- posttraumatische Belastungsstörungen.

Phobische Störungen

Eine phobische Störung ist dadurch charakterisiert, dass bestimmte Situationen oder Objekte Angst auslösen. Diese Objekte oder Situationen werden von der Person gemieden oder nur mit großer Anstrengung ertragen. Die Phobie besitzt unterschiedliche Ausprägungsgrade: vom leichten Anflug von Angst bis hin zu schweren Angstattacken. Dabei hilft es dem Kranken wenig, wenn er zu der Erkenntnis kommt, dass andere Menschen die fraglichen Situationen nicht als angstbesetzt bewerten. Schon der Gedanke, dass eine phobische Reaktion eintreten könnte, löst Angst aus. Dieses Phänomen nennt man die »Angst vor der Angst«. Phobische Ängste gehen gehäuft mit depressivem Erleben Hand in Hand und treten bei Frauen häufiger auf als bei Männern.

Soziale Phobien

Hier steht die Angst vor den prüfenden und kontrollierenden Betrachtungen und Blicken der Mitmenschen im Vordergrund. Im Allgemeinen geht diese Angst mit einem geringen Selbstwertgefühl und Angst vor Kritik einher. Häufige Übelkeit, Erröten und Zittern der Hände sind bekannte

15

Begleiterscheinungen. Die soziale Phobie kann sich bis zu panikartigen Attacken aufschaukeln. Viele Kranke meiden deshalb soziale Kontakte. Die Folge ist Isolierung. Ein Teufelskreis entsteht: Je größer die Isolierung wird, desto größer wird wiederum die Angst, was zu weiterer Isolierung führt.

Spezifische Phobien

Diese Angsterkrankung bezieht sich auf klar definierte, isolierte Situationen. Die Angst vor der Spritze wäre hier zu nennen, aber auch Angst vor Hunden, Dunkelheit, Schnecken, Spinnen oder auch dem Anblick von Blut. Prinzipiell kann jedes Objekt oder jede Situation phobischen Charakter annehmen. Meist entstehen diese Ängste in der Kindheit oder im frühen Erwachsenenalter durch Konditionierungsvorgänge und können jahrzehntelang andauern.

Vermutlich kennen die meisten Menschen Situationen, die bei ihnen phobische Reaktionen auslösen. Wenn allerdings z. B. ein Bewohner der norddeutschen Tiefebene eine Höhenphobie hat, wird diese kaum auffallen, weil es, im Gegensatz etwa zum Südtiroler Alpengebiet, im Flachland nur wenige angstauslösende Situationen gibt.

Panikstörungen

Das charakteristische Kennzeichen dieser Störung ist die immer wiederkehrende extreme Angstattacke. Überall und jederzeit kann diese Attacke unvorhersehbar auftreten. Diese Angstattacken sind nicht auf bestimmte isolierte Auslöser beschränkt – praktisch alle Situationen können zu einer Angstattacke führen. Gefühle von Kontrollverlust, Entfremdung, Schwäche und Schwindel, zuweilen sogar die Furcht, verrückt zu werden, können auftreten. Attacken dieser Art sind zeitlich eher kurz und dauern oft nur wenige Minuten. Häufig verlässt die Person, für Außenstehende völlig unbegreiflich, fluchtartig den Ort, an dem die Angst gerade entsteht. Das kann eine Zahnarztpraxis sein, ein Kaufhaus, eine Menschenansammlung oder etwas vollkommen anderes. Herzklopfen, Erstickungsanfälle, Hals- und Brustschmerzen, aber auch Angst vor einem Ohnmachtsanfall können auftreten. Häufig folgt auf einen Angstanfall die Furcht vor einem weiteren Anfall.

Posttraumatische Belastungsstörungen

Diese Störung geht mit einem extrem belastenden Ereignis aus der Vergangenheit einher. Kriegserlebnisse, Gewalterfahrungen, Misshandlungen, aber etwa auch extremer Lärm können zu dieser Störung führen, die sich zeitlich verzögert einstellt, oft sogar erst Wochen oder Monate nach dem Trauma.

Charakteristisch hierfür sind die so genannten Nachhallerinnerungen, bei denen sich die traumatische Situation der Person mit Gewalt aufdrängt. Diese Wiedererinnerungen treten in Fantasien, Tag- oder Nachtträumen oder auch spontan auf. Alles, was mit dem traumatischen Erlebnis zu tun haben könnte, wird gemieden. Diese Krankheit äußert sich weniger in Panikattacken oder extremen Angstausbrüchen, sondern eher gedämpft z. B. in Schlaflosigkeit, Körperzittern, Schreckhaftigkeit oder kalten Schweißausbrüchen.

Bei manchen Menschen kann sich diese Störung ganz von allein zurückbilden; man spricht dann von einer Spontanremission. Bei anderen jedoch kann sie auch chronisch werden.

Angst als Erregungszustand

Stellen Sie sich Folgendes vor: Eine schöne, blonde Frau mit blauen Augen steht in der Mitte einer hoch über einen reißenden Fluss gespannten Hängebrücke. Die Frau macht eine kleine Umfrage zum Kaufverhalten von Männern. Hierzu werden vorbeigehende Männer kurz interviewt. Am Ende bekommen die Männer die Visitenkarte der Frau – sie könnten sich melden, wenn sie an den Ergebnissen der Umfrage interessiert seien, so die Begründung.

Dann wird das Experiment wiederholt: mit derselben Frau, derselben Befragung, denselben Worten. Diesmal jedoch nicht auf einer Hängebrücke, sondern auf einer feststehenden Brücke. Alle anderen Rahmenbedingungen sind gleich. Was meinen Sie – bei welchem Experiment haben wesentlich mehr Männer die Frau angerufen, um sich nach den Ergebnissen der Umfrage zu erkundigen? Mehr Männer, die auf der Hängebrücke befragt wurden, oder mehr Männer, die auf der feststehenden Brücke befragt wurden?

Die Antwort: Nach dem ersten Experiment auf der Hängebrücke riefen wesentlich mehr Männer die schöne Frau an. Wahrscheinlich sind Sie erstaunt und haben keine schlüssige Erklärung parat. Doch bei genauem Hinsehen wird die Sache klarer. Die Männer wurden durch die schaukelnden Bewegungen der Hängebrücke in einen physiologischen Erregungszustand versetzt, eine Art Vorstufe der Angst. Dieser noch unspezifische Zustand verlangt nach einer Erklärung. Hier tun sich zwei Möglichkeiten auf:

1. Der Erregungszustand wird mit dem Schaukeln der Hängebrücke in Zusammenhang gebracht. Die Folge: Es entwickelt sich ein Angstzustand.

2. Der Erregungszustand wird mit dem Anblick und der Aufmerksamkeitszuwendung der schönen Frau in Zusammenhang gebracht. Die Folge: Der Erregungszustand wird als erotisierend gedeutet. Von einer schönen Frau Aufmerksamkeit geschenkt zu bekommen, führt eben bei vielen Männern zu dem Wunsch, weiteren Kontakt zu der Dame aufzunehmen. Und dies ist der Grund, warum beim ersten Experiment signifikant mehr Männer nachträglich Kontakt zu dieser Frau suchten als beim zweiten Experiment.

Also: Im Vorfeld vieler Angstsituationen reagiert Ihr Körper bereits mit physiologischer Erregung, z. B. auch dann, wenn Sie nur an einen Zahnarztbesuch denken. Wenn es Ihnen im Vorfeld bereits gelingt, ein anderes Deutungsmuster für diesen Erregungszustand heranzuziehen, dann werden Sie die Angst nur noch abgeschwächt erleben. Und in der Tat gibt es einige Therapieformen, die diesen Mechanismus nutzen, um Angst zu reduzieren. In der psychologischen Fachsprache nennt man dieses Phänomen Attribuierung.

Die Angst vor der zahnärztlichen Behandlung

Wie diese Angst entstehen kann

Zunächst ist es für Sie wichtig zu wissen, dass Ihnen Ihre Angst vor der zahnärztlichen Behandlung nicht in die Wiege gelegt wurde. Nein, irgendwann in Ihrem Leben haben Sie diese Angst erworben – Sie haben sie richtiggehend erlernt. Vielleicht protestieren Sie jetzt und sagen, dass Sie immer schon, solange Sie sich erinnern können, unter einer Behandlungsangst gelitten haben. Es gibt jedoch Untersuchungen, die belegen, dass der allererste Zahnarztbesuch eines Kindes meist ohne Angst vor der Behandlung abläuft.

Und da sind wir schon bei einem wichtigen Punkt. Wenn es während einer Behandlung zu Problemen wie z. B. Schmerzen kommt, dann können sich diese Gefühle so tief in Ihr Gehirn einbrennen, dass sie alle weiteren Besuche beim Zahnarzt enorm erschweren. Erlebt der Patient bei seinem zweiten Besuch ebenfalls Schmerzen, so kann die Angst vor der zahnärztlichen Behandlung bereits so groß werden, dass eine Behandlung kaum noch möglich ist. Der erste Zahnarztbesuch kann also einen prägenden Effekt haben.

Weitere mögliche Angstursachen

- Traumatische Erfahrungen, die mit dem Mund- oder Kopfbereich in Zusammenhang stehen
- erlebter Vertrauensbruch
- generalisierte Überempfindlichkeit
- Horrorgeschichten *(dental legends)*
- Angstübertragung
- Schamgefühl

Traumatische Erfahrungen, die mit dem Mund- oder Kopfbereich in Zusammenhang stehen

Hierunter verstehen wir alle Erlebnisse, die mit Gewaltanwendung an Mund oder Kopf zu tun haben. So könnten sexuelle Übergriffe eine Person derart traumatisieren, dass sie in Gegenwart von anderen Menschen den Mund nicht mehr aufmacht. Nähert sich der Zahnarzt dem Mundbereich, so zieht sich die Muskulatur unwillkürlich zusammen und verkrampft derart, dass kaum eine Behandlung möglich ist. Wenn dann noch Instrumente in den Mund eingeführt werden, kann zusätzlich ein Würgereflex auftreten.

Bei der Koppelung von Gewalt und Essen kann es auch zu traumatischen Situationen kommen. Stellen Sie sich vor, dass ein kleines Kind von einem Erwachsenen, vielleicht ja in guter Absicht, zum Essen genötigt wird. Dem Kind wird mit sanfter Gewalt ein Löffel in den Mund geschoben, während man ihm sagt, dass es nun essen soll. Widerwillig wird das Kind das Essen schlucken, auch wenn sich sein ganzer Körper gegen diesen Vorgang wehrt. Weil jedoch der Erwachsene zu stark ist, hat das Kind keine Chance. Man kann sich leicht ausrechnen, dass dieser Vorgang negative Spuren in der Erlebniswelt des Kindes hinterlässt. Versucht später ein Zahnarzt, sich dem Kind/Jugendlichen mit seinen Instrumenten zu nähern, wird allein durch diesen Näherungsvorgang das alte Trauma wieder durchgespielt. Der Körper hat sich die angstauslösenden Momente gut gemerkt.

Erlebter Vertrauensbruch

Stellen Sie sich vor, Sie gehen zum Zahnarzt, um Ihre Zähne anschauen zu lassen. Der Zahnarzt entdeckt ein kleines Loch, gibt Ihnen eine Spritze und sagt, dass er die Karies wegbohren wolle; es werde überhaupt nicht wehtun. Er fängt an zu bohren, und Sie haben, trotz der gegenteiligen Vorhersage, Schmerzen. Werden Sie dem Zahnarzt das nächste Mal glauben, wenn er wieder behaupten sollte, dass die Behandlung nicht wehtun wird? Wohl kaum. Sie kommen fast zwingend zu dem Urteil, dass Sie diesem Zahnarzt nicht mehr glauben können. Vielleicht werden Sie dieses Urteil auch verallgemeinern und es auf alle Zahnärzte übertragen. Jedenfalls verlieren Sie Ihr Vertrauen – als Folge davon entwickeln Sie Angst, wenn Sie nur an einen Zahnarztbesuch denken.

Generalisierte Überempfindlichkeit

Es gibt Menschen, die besonders schmerzempfindlich sind. Wenn diese Menschen nur ein Unbehagen ahnen, bündeln sie ihre gesamte Aufmerksamkeit auf diesen Vorgang – in der Erwartung, dass das Unbehagen mit sämtlichen Begleiterscheinungen bald eintreten wird. Diesen Vorgang nennt man in der Psychologie eine sich selbst erfüllende Prophezeiung. Sitzt so ein Mensch auf einem Zahnarztstuhl, so wartet er regelrecht auf den Schmerz, der dann natürlich besonders intensiv wahrgenommen wird (weil ja die gesamte Aufmerksamkeit auf diesem Vorgang ruht). Dieser Personengruppe fällt es schwer, an etwas anderes zu denken als an ihre schlimmsten Befürchtungen. Die Folge davon ist Angst – Angst vor der zahnärztlichen Behandlung.

Horrorgeschichten *(dental legends)*

Sicher kennen Sie Menschen, die Schlimmes von Zahnarztbesuchen berichten. Diese Geschichten, die leider vorkommen, aber auch oft aufgebauscht werden, üben auf sensible Menschen eine besondere Wirkung aus. Eine im Vorfeld bereits bestehende Ängstlichkeit kann durch solche Geschichten noch gesteigert werden und sich zu einer massiven Angst vor dem Zahnarztbesuch entwickeln. Überlegen Sie einmal, ob Sie selbst solche Geschichten kennen und, wenn ja, was Ihnen von diesen Geschichten noch im Gedächtnis geblieben ist. Wahrscheinlich nur gruselige Szenen: ein blitzendes Skalpell, schrille Bohrergeräusche und ein grimmig dreinblickender Zahnarzt … Die besten Voraussetzungen also, um eine handfeste Angst vor der zahnärztlichen Behandlung zu entwickeln.

Angstübertragung

Eng verwandt mit den *dental legends* ist das Phänomen der Angstübertragung von einem Elternteil auf das Kind. Das kleine Kind wird von einem Elterteil zum Zahnarzt begleitet, der ihm auch während der Behandlung zur Seite steht. Wenn Vater oder Mutter jedoch selbst große Ängste vor der Behandlung hat, wird das Kind dies spüren und auch ängstlich reagieren, obwohl kein Wort darüber verloren wurde. Die Angst wird mittels kleinster körpersprachlicher Hinweise oder kaum hörbarer stimmlicher Äußerungen (z. B. Seufzen, Luftanhalten oder unregelmäßiges Atem) vom Elternteil auf das Kind übertragen. Aus diesem Grund ist es, nebenbei bemerkt, auch meist besser, wenn ängstliche Angehörige das Kind nicht ins Behandlungszimmer begleiten.

Schamgefühl

Sie waren schon sehr lange nicht mehr beim Zahnarzt, vielleicht mehrere Jahre. Das letzte Mal, als Sie einen Zahnarzt aufsuchten – und das auch nur wegen der höllischen Schmerzen im Unterkiefer –, wurden Sie auch noch ausgeschimpft. Auf die vorwurfsvolle Frage des Zahnarztes, warum Sie denn erst jetzt zu ihm kämen, konnten Sie nichts

Rechtes sagen; Sie merkten nur, wie in Ihnen Scham und absolute Hilflosigkeit aufstiegen und Sie am liebsten im Boden oder besser im Zahnarztstuhl versunken wären.

Nun denken Sie natürlich, dass Ihnen genau dies beim nächsten Zahnarztbesuch wieder passieren wird. Sie haben Angst davor und gehen nicht hin. Gleichzeitig wissen Sie jedoch, dass sich dann alles noch weiter verschlimmert. Es ist ein Teufelskreis, der Ihre Hilflosigkeit und Angst noch weiter verstärkt.

Die Verbreitung von Zahnbehandlungsangst

Trösten Sie sich: Geteiltes Leid ist halbes Leid. Sie sind mit Ihren Ängsten nicht allein. Man geht davon aus, dass etwa 80 Prozent aller Patienten Angst vor dem Zahnarztbesuch haben. Bei etwa 10 Prozent ist die Angst so ausgeprägt, dass diese Gruppe fast nie (extreme Schmerzen ausgenommen) einen Zahnarztbesuch wagt.

Zahnbehandlungsängste zählen zu den häufigsten Ängsten in der Gesamtbevölkerung; lediglich die Angst vor dem öffentlichen Reden ist noch verbreiteter. In einer repräsentativen Studie wurden Bundesbürger befragt, wovor sie am meisten Angst hätten. Das Ergebnis:

1. 27 Prozent vor dem öffentlichen Reden
2. 21 Prozent vor Zahnbehandlungen
3. 20 Prozent vor großen Höhen (Höhenangst)
4. 12 Prozent vor Tieren
5. 9 Prozent vor Flugreisen.

(Quelle: *Zahnärztliche Mitteilungen* 95, Nr. 12, 16.6.2005)

Welche Angstauslöser gibt es?

Nehmen wir einmal an, Sie haben es unter Aufbietung Ihres gesamten Mutes geschafft, zum Zahnarzt zu gehen, und liegen nun auf dem Behandlungsstuhl. Voller Anspannung harren Sie der Dinge, die da kommen sollen. Im Vorfeld der Behandlung warten jedoch noch unterschiedliche mögliche Stressoren auf Sie.

Bitte lesen Sie die folgende Liste aufmerksam durch und kreuzen Sie die fünf für Sie wichtigsten stressauslösenden Faktoren an.

Stressoren	
lange Wartezeit	
unfreundliche Helferinnen	
hektischer, grober Zahnarzt	
traumatische Erlebnisse bei zahnärztlichen Behandlungen in der Vergangenheit	
Kneifen von Lippe und Zunge	
Injektionen	
typischer Zahnarztpraxisgeruch	
unangenehmer Körpergeruch des Behandlers	
blendendes Licht	
Behandlungsinstrumente in Ihrem Blickfeld	
Geräusche aus dem Nebenraum	
Vibrationen des Bohrers	
volles Wartezimmer	
Behandlung, obwohl die Spritze nicht wirkt	
mangelnde Informationen über Behandlungsalternativen	

Stressoren *(Fortsetzung)*	
mangelnde Empathie	
Angst vor Bohren und Schleifen	
Angst vor Schmerzen	

(Erstellt in Anlehnung an A. Schmierer 1993)

Wenn Sie Ihre fünf schlimmsten Stressoren identifiziert haben, dann sind Sie bereits einen Schritt weiter. Sie haben nun Ihren Ängsten einen Namen gegeben und sie dadurch handhabbar gemacht. Es ist ähnlich wie im Märchen von Rumpelstilzchen: Sobald der Name des Bedrohlichen gefunden ist, beginnt der böse Zauber sich aufzulösen. Haben Sie nur Mut und lesen Sie weiter.

Methoden zur Angst- und Schmerzreduktion

Hypnose

Die zahnärztliche Hypnose erfreut sich gerade in letzter Zeit wachsender Beliebtheit. Allerdings hat sie nichts mit dem gemein, was man sich im ersten Moment unter Hypnose vorstellen könnte. Vielleicht denken Sie ja – und damit sind Sie nicht allein –, dass Sie in Hypnose wie in einer Art Schlaf auf dem Zahnarztstuhl liegen und nichts von der Behandlung mitbekommen. Dem ist nicht so!

Hypnose ist keine Narkose. Hypnose (besser: der hypnotische Zustand) ist ein Bewusstseinszustand, der viel mit Konzentration und gezielter Ablenkung zu tun hat. Mittlerweile bieten in Deutschland, Österreich und in der Schweiz viele Zahnärzte Hypnose als Hilfestellung für die Behandlung an.

Bevor die hypnotische Behandlung beginnt, wird der Patient darüber aufgeklärt, was eine Hypnose ist und wie sie wirken kann. Anschließend entscheidet der Patient, ob er dieses Angebot wahrnehmen will oder nicht. Wenn er sich für die hypnotische Behandlung entscheidet, wird er zuerst dazu angehalten, es sich auf dem Zahnarztstuhl so bequem wie möglich zu machen. Anschließend spricht der Zahnarzt auf eine bestimmte, beruhigende Weise auf seinen Patienten ein. Er lenkt die Konzentration auf angenehme oder span-

---

Wer behandelt mit Hypnose?

Adressen von geprüften Hypnosezahnärzten in Ihrer Nähe finden Sie im Internet unter *www.dgzh.de/frameset-patient. htm.* Rufen Sie beim Arzt Ihrer Wahl an, vereinbaren Sie einen ersten Termin und verschaffen Sie sich einen ersten Eindruck, wie Sie begrüßt und beraten werden. Mit Hypnose können 90 Prozent der Menschen mit Zahnbehandlungsangst erfolgreich behandelt werden. Falls Sie sich vorher von einem Psychotherapeuten beraten lassen möchten, finden Sie unter *www.hypnose.de* das Einstiegsportal zu den wissenschaftlich arbeitenden deutschen Hypnosegesellschaften mit entsprechenden Therapeutenlisten.

---

nende Dinge oder Erlebnisse. Die meisten Patienten können sich relativ gut auf dieses Vorgehen einlassen. Nach einiger Zeit sind die Gedanken des Patienten so umgestellt, dass er das Gefühl hat, nicht mehr so richtig in der Praxis zu sein, sondern gleichzeitig auch den Fantasievorgaben seines Zahnarztes zu folgen und irgendwo anders zu sein. Dann beginnt der Zahnarzt mit seiner Behandlung. Hierbei erlebt der Patient zwar die Behandlung, jedoch so abgedämpft und weichgezeichnet, dass sie ihm eigentlich egal ist, weil ein Großteil seiner Gedanken mit etwas völlig anderem beschäftigt ist.

Bergwandern auf dem Behandlungsstuhl

Herr K., 28 Jahre, wissenschaftlicher Mitarbeiter an einer Universität, entschließt sich, einen Hypnosezahnarzt aufzusuchen. Er hat im Fernsehen eine Sendung verfolgt, in der eine zahnärztliche Behandlung unter Hypnose zu sehen war.

Das gefiel ihm so gut, dass er es auch ausprobieren wollte. Er beschrieb sein Hypnoseerlebnis folgendermaßen:

»Ich sollte auf dem Zahnarztstuhl Platz nehmen und meine Augen schließen. Ich gehöre nicht zu den sehr ängstlichen Patienten, aber ein bisschen Angst hatte ich freilich, zumal ich wusste, dass mir ein Zahn gezogen werden würde. Der Zahnarzt sprach mit ruhigen Worten auf mich ein. Ich sollte mich entspannen und tief in meinen Bauch atmen. Dann ertönte Musik im Hintergrund, und eine zweite Person (die Helferin!) kam hinzu; auch sie sprach zu mir.

Ich sollte mir ein schönes Erlebnis vergegenwärtigen, also ging ich im Geiste auf eine Bergtour in die Schweiz. Dort war ich letztes Jahr gewesen, und es hatte mir sehr gut gefallen. Der Zahnarzt sprach von Bergen, Schneeresten und Wolken und davon, dass ich immer mehr und mehr in dieses Bild eintauchen sollte. Der anderen Person habe ich nicht richtig zuhören können, obwohl sie auch mehrmals etwas gesagt hat – aber ich weiß wirklich nicht mehr, was. Irgendwie habe ich dann den Zahnarzt auch nicht mehr gehört – ich war mit meinen Gedanken einfach in den Bergen der Schweiz. Zwar habe ich mitbekommen, dass in meinem Mund gearbeitet wurde – ich spürte auch, wie der Zahn gelockert wurde. Aber jedes Mal, wenn es irgendwie unangenehm wurde, tauchte ich tiefer ins Bild der Bergtour ein. Ich merkte die Behandlung zwar, aber sie war mir gleichzeitig auch egal – es war, als wäre sie weit weg. Das war ein sehr komisches Gefühl.

Am Anfang hatte ich noch Angst, was passieren würde, falls ich plötzlich aus der Hypnose aufwachte; ich fragte mich, ob ich dann Schmerzen spüren würde. Aber das war nicht so – es waren nämlich gar keine richtigen Schmerzen, sondern eher so etwas wie ein Ziehen oder ein leiser Hintergrundschmerz. Dann stellte ich mir vor, dass ich auf der Bergtour

> einen anderen Bergsteiger mit einem Seil sichern würde, um ihn über eine schwierige Stelle zu ziehen. Ich war gleichzeitig auf dem Zahnarztstuhl und in der Schweiz. Ich weiß auch nicht, wie ich es besser ausdrücken soll ...«

Manche Patienten bereiten sich auch selbst mit Hilfe von CDs auf die Behandlung vor (eine Liste guter CDs finden Sie im Anhang dieses Buches). Nach mehrmaligem Hören solcher CDs kann sich der Entspannungszustand derart verfestigen, dass Anteile der Angst zurückgedrängt werden und der Patient behandlungsfähig wird.

Wichtige Fragen

Für wen ist Hypnose grundsätzlich geeignet?

Entscheidend für die Antwort sind hier zwei Faktoren:

1. Freiwilligkeit: Der Patient sollte von sich aus den Wunsch verspüren, dass er mit Hypnose behandelt werden will.

2. Konzentrationsfähigkeit: Der Patient sollte über ein Minimum davon verfügen, um den vom Zahnarzt hypnotisch angeregten Fantasien folgen zu können.

Habe ich in Hypnose noch einen freien Willen?

Diese Befürchtung ist weit verbreitet und ängstigt viele Patienten. Jedoch: Niemand ist in Hypnose absolut willenlos.

Wenn der Patient spürt, dass er vom Hypnotiseur negativ manipuliert wird, wird er sich ärgern und den hypnotischen Vorgang abbrechen. Die aus dem Fernsehen bekannten Bilder von Hypnotisierten, die der Lächerlichkeit preisgegeben werden, haben weniger mit Hypnose zu tun, sondern eher mit sozialem Gruppendruck. Auf einer Bühne im Scheinwerferlicht stehend aus einer vom Hypnotiseur zugewiesenen Rolle einfach auszusteigen ist kaum möglich, auch wenn man es erst einmal nicht recht glauben kann.

Kann es sein, dass man nicht mehr aus der Hypnose erwacht?

Diese beängstigende Vorstellung ist durchaus nachvollziehbar, entbehrt jedoch jeglicher Grundlage. Selbst im Extremfall – etwa wenn der Zahnarzt eine Hypnose eingeleitet hat und danach eine Herzattacke bekommen sollte – würde der Patient von selbst wach werden. Wenn das Unbewusste des Patienten spürt, dass der hypnotische Vorgang mit Gefahr verbunden ist, wird der Patient automatisch wach, um sich der Gefahr zu entziehen.

Kann man mit Hypnose Schmerzen vollkommen ausschalten?

Im Allgemeinen ist es eher so, dass mittels Hypnose Schmerzen überblendet oder abgeblockt werden. Nur selten sind die Schmerzen vollkommen weg; meist werden sie umetikettiert, das heißt der Patient spürt durchaus, dass der Zahnarzt in seinem Mund etwas macht, jedoch werden diese Empfindungen nicht als Schmerz, sondern eher als Druck, Berührung oder Temperaturunterschied, manchmal auch als sanfter, sehr leiser Hintergrundschmerz wahrgenommen.

Wie merke ich, dass ich in Hypnose bin?

Diese Frage ist schwer zu beantworten, weil die Antwort bei jedem Menschen unterschiedlich ausfällt. Häufige Antworten von Patienten sind folgende:

1. »Ich habe zwar noch alles mitbekommen, aber mir war es egal, was um mich herum passierte.«

2. »Ich war gleichzeitig hier im Behandlungszimmer und an meinem Lieblingsurlaubsort.«

3. »Ich habe alles erlebt, als wäre ich in Watte eingepackt. Ich wusste zwar, dass der Zahnarzt mich operiert, aber das war so weit weg.«

Welche Gefahren sind mit der Hypnose verbunden?

Wenn Sie zu einem Zahnarzt gehen, der eine Ausbildung bei einer der anerkannten Hypnosegesellschaften (die Liste der Gesellschaften finden Sie im Anhang dieses Buches) absolviert hat, können Sie sich guten Gewissens und ohne sich Gefahren auszusetzen von ihm hypnotisch behandeln lassen. Dieser Zahnarzt beherrscht die hypnotische Kommunikation und wird Sie auch in der Phase der Ausleitung, also dann, wenn die Hypnose beendet wird, sicher begleiten. In dieser Phase muss der Zahnarzt die Reaktionen seiner Patienten so beurteilen können, dass er zu dem Schluss kommt, sie seien wirklich wach. Ansonsten besteht die geringe Gefahr, dass diese Phase (die so genannte Dehypnose) zu kurzzeitigen Wahrnehmungsverzögerungen und -verfälschungen führen kann.

Vor- und Nachteile einer Behandlung unter Hypnose

Vorteile

- Es entsteht eine ruhige Behandlungssituation.
- Der Patient erlebt wenig Stress.
- Die Wundheilung verläuft schnell.
- Das Risiko von Schwellungen und Nachblutungen ist gering.
- Der Patient erlebt den Zahnarzt als mitfühlenden, empathischen Behandler.
- Der Behandler nimmt sich mehr Zeit für den Patienten.

Nachteile

- Die Kosten muss der Patient privat tragen.
- Der Patient muss eventuell mit längeren Behandlungszeiten rechnen.
- Bei einem kleinen Prozentsatz der Patienten (5–10 Prozent) ist die Herbeiführung des hypnotischen Zustandes schwierig und zeitintensiv.

Verhaltenstherapie

Den inneren Dialog umschreiben

In der Verhaltenstherapie steht nicht so sehr ein veränderter Bewusstseinzustand im Vordergrund, sondern eher die Analyse und Veränderung der aufrechterhaltenden Faktoren der Angst. Wenn Sie an Ihre Angst vor der zahnärztlichen Behandlung intensiv denken, können Sie Ihre individuellen angstauslösenden Faktoren auch selbst erkunden. Stellen Sie sich vor, Sie liegen auf dem Zahnarztstuhl, während der Zahnarzt mit seiner Arbeit beginnt. Was geht Ihnen in diesem Moment durch den Kopf? Diese Gedanken nennt man auch »innerer Dialog«.

> **Die Angst entsteht im Kopf**
>
> Ein 48-jähriger Baumaschinenführer hat Zahnschmerzen. Er war seit etwa 15 Jahren nicht mehr beim Zahnarzt, und seine Zähne sind nicht mehr im allerbesten Zustand. Als er auf dem Behandlungsstuhl liegt und auf die Behandlung wartet, geht ihm folgender Dialog durch den Kopf: »Es wird so richtig wehtun, ich kann mich nicht wehren. Wenn er die Zange nimmt, zwickt er mich bestimmt auch in die Backe, das kenne ich von früher, das hat einfach tierisch wehgetan. Der Zahnarzt wird schimpfen, weil meine Zähne so schlecht sind; ich bin auch schlecht, weil ich nie zum Zahnarzt gehe …«

Wenn Sie Ihren inneren Dialog identifiziert haben, können Sie diesen Dialog auch verändern. Anstatt sich ständig mit belastenden und negativen Sätzen zu bombardieren, können

Sie auch aufbauend und positiv zu sich selbst sprechen. Hierzu müssen Sie Ihren inneren Dialog verändern. Der Baumaschinenführer schrieb seinen Dialog wie folgt um:

Das Selbstgespräch umprogrammieren

»Ich liege auf dem Zahnarztstuhl, mir ist mulmig zumute, ich weiß aber, dass es fast allen so geht ... Wenn mir etwas nicht behagt, werde ich es dem Zahnarzt mitteilen, ich werde ein Handzeichen geben, sodass er die Behandlung stoppen kann. Wenn er über meine Zähne schimpft, meint er nicht mich, sondern er macht mich auf ein Verhalten aufmerksam, an dem ich arbeiten kann. Ich atme tief ein und aus.«

Natürlich ist es wichtig, diesen inneren Dialog auch einzuüben, am besten zu Hause, wenn Sie allein sind. Schreiben Sie sich Ihre positiven Formulierungen auf und lesen Sie sie sich fünfmal laut vor – er ist besser, wenn Sie das hören, als wenn Sie es nur im Stillen vorsagen.

Der nächste Schritt besteht darin, sich vorzustellen, dass Sie auf dem Zahnarztstuhl liegen und kurz vor der Behandlung stehen. In dieser Situation sprechen Sie sich ebenfalls Ihren Text laut vor. So üben Sie bereits für Ihren nächsten Zahnarztbesuch. Sie sind sozusagen Ihr eigener Therapeut geworden.

Systematische Desensibilisierung

In der Verhaltenstherapie arbeitet man auch noch mit so genannten Desensibilisierungsplänen. Der Therapeut stellt einen Behandlungsplan mit unterschiedlichen Schritten und Stufen auf, je nach Schweregrad der Beeinträchtigung.

Nehmen wir einmal an, Sie sind 30 Jahre nicht mehr zum Zahnarzt gegangen. Nun spüren Sie, dass es einfach notwendig ist, trauen sich aber noch nicht so recht, zum Zahnarzt zu gehen. Sie suchen einen Therapeuten auf, der Ihnen helfen soll. Der Plan, den der Therapeut aufstellen könnte, würde folgendermaßen aussehen:

Er erarbeitet mit Ihnen Schritte, die Sie stufenweise bis zur Behandlung führen. Hierzu bittet er Sie, sich in Ihrer Fantasie folgende sieben Szenen vorzustellen:

1. Sie gehen zur Zahnarztpraxis und schauen sich intensiv das Zahnarztschild an.

2. Sie rufen an und vereinbaren einen Termin.

3. Sie gehen in die Praxis und nehmen im Wartezimmer Platz.

4. Sie liegen auf dem Zahnarztstuhl.

5. Sie liegen auf dem Zahnarztstuhl und öffnen den Mund.

6. Der Zahnarzt untersucht mit seinem Besteck Ihre Zähne.

7. Der Zahnarzt behandelt Sie.

Sämtliche Szenen sollten Sie sich so lebhaft und farbig wie möglich vorstellen, um sie möglichst realistisch zu erleben. Ziel ist es, jeden der einzelnen sieben Fantasiefilme möglichst entspannt zu erleben. Wenn während irgendeines

Schrittes Angst auftaucht, kehren Sie augenblicklich wieder zu einer Stufe zurück, auf der Sie keine Angst hatten. So wird es schließlich möglich sein, mit gezielten Gedankenausflügen die Angst in den Griff zu bekommen. Wenn Sie es in Gedanken geschafft haben, ist die Wahrscheinlichkeit groß, dass Sie es auch in der Realität schaffen.

Rekonditionierung durch Neuverknüpfung

Eine Konditionierung ist ein Lernvorgang, bei dem ein Reiz – z. B. der Anblick einer Spritze – mit einem anderen Reiz – z. B. einem Schmerz – gekoppelt wird. Selbstverständlich kommt man nicht mit so etwas wie einer Spritzenangst auf die Welt. Kleine Kinder, die zum ersten Mal in ihrem Leben eine Spritze sehen, haben vor ihr keine Angst. Erst dann, wenn die Spritze mit dem Gefühl von Schmerz gekoppelt wird, entwickelt sich Angst. Nun ist der Anblick der Spritze zum Stellvertreter eines Gefühls geworden – und wir haben es mit einem klassischen Konditionierungsvorgang zu tun.

Konditionierungsvorgänge finden praktisch überall statt. Wir können uns ihnen meist gar nicht entziehen, weil wir ja ständig von den unterschiedlichsten Reizmustern umgeben sind. Wenn nun z. B. eine Spritzenangst (oder Spritzenphobie) besteht, kann man diese Angst mit der Methode der Rekonditionierung auch wieder abbauen.[1]

---

[1] Diese Technik wird im Kapitel »Schmerz: Entstehung, Erleben und Veränderung« noch ausführlicher vorgestellt.

Spritzenphobie

Die Schülerin Judith ist 18 Jahre alt und hat panische Angst vor Spritzen beim Zahnarzt. Diese Angst hat dazu beigetragen, dass sie schon mehrere Jahre nicht mehr beim Zahnarzt war. Weil ihre Spritzenangst so ausgeprägt ist, hatte sie sich bei ihrem letzten Zahnarztbesuch ohne Spritze behandeln lassen – doch sie hatte so große Schmerzen bei dieser Behandlung, dass sie sich sagte, sie werde nie mehr im Leben zum Zahnarzt gehen.

Mittlerweile hatten ihre Zähne derart gelitten, dass andere Schülerinnen sie darauf ansprachen, was Judith sehr peinlich war. Sie öffnete ihren Mund nur noch für das Nötigste, weil sie sich ungemein schämte. Nachdem sie allen Mut zusammengenommen hatte, ging sie zu einem Psychologen, um ihre Ängste zu überwinden. Der Psychologe wandte die Methode der Rekonditionierung durch Neuverknüpfung innerhalb von zwei Sitzungen erfolgreich an. Dabei ging er folgendermaßen vor:

1. Er projizierte mit einem Beamer das Bild einer sehr großen Spritze an eine Leinwand und bat Judith, sich auf dieses Bild zu konzentrieren. Die Folge: Judith bekam beim bloßen Anblick der Spritze große Angst.

2. Im nächsten Schritt sollte Judith ihre Augen schließen und im Stillen an etwas Wunderschönes denken. Wenn sie etwas gefunden habe, solle sie dies mit Kopfnicken anzeigen.

3. Schließlich bat der Psychologe Judith, ihre Augen zu öffnen und etwa zwei bis drei Sekunden lang das Bild der Spritze zu betrachten.

4. Danach sollte sie wieder ihre Augen schließen und sehr konzentriert an das wunderschöne Thema denken.

5. Anschließend sollte sie erneut die Augen öffnen und die angstmachende Spritze auf sich wirken lassen, diesmal jedoch drei bis vier Sekunden lang.

6. Nun sollte sie wieder die Augen schließen und die wunderschöne Situation vor dem geistigen Auge abspielen.

7. Dann sollte sie die Augen wieder öffnen und etwa fünf bis sieben Sekunden lang das Spritzenbild auf sich wirken lassen.

Das ganze Prozedere absolvierte Judith insgesamt sechsmal. Die Neuverknüpfung führte bei Judith zu einer deutlichen Reduzierung ihrer Spritzenangst – so weit, dass sie schließlich allein eine Zahnarztpraxis aufsuchen und sich behandeln lassen konnte.

Vor- und Nachteile des verhaltenstherapeutischen Vorgehens

Vorteile

- Das einschränkende Verhalten lässt sich schnell verändern.
- Zur Anwendung kommen einfache Techniken.
- Die Behandlungsstrukturen sind klar.

Nachteile

- Intensive Mitarbeit des Patienten ist erforderlich.
- Bei extremen Ängsten sind die Methoden schwer anwendbar.
- Isolierte Ängste haben zuweilen Symptomcharakter. Will heißen: Diese Ängste stehen stellvertretend für noch stärkere Ängste, unter denen der Patient leidet. Hier dauert eine Therapie wesentlich länger.

Autogenes Training

Das autogene Training ist eine spezielle Form der Selbsthypnose: Mittels formelhafter Sätze spricht man zu sich selbst. Ziel ist es, einen Zustand der Entspannung und Ruhe herbeizuführen. Hierzu muss man wissen, dass unser autonomes Nervensystem aus zwei Abteilungen besteht:

1. **Der Sympathikus** ist jener Teil des autonomen Nervensystems, der Ihren Körper »auf Trab« hält. Er sorgt dafür, dass Ihre Muskulatur angespannt ist, der Sauerstofftransport verstärkt wird, und die Herzfrequenz steigt. Er bereitet Sie auf Aufgaben vor, die mit körperlicher Aktivität zu tun haben. Auch wenn Sie Angst haben, sind weite Teile Ihres Sympathikus aktiv – er spannt Sie im wahrsten Sinne des Wortes körperlich und geistig an.

2. **Der Parasympathikus** dient hingegen dazu, Ihren Körper auf Erholung und Entspannung umzustellen. Dabei wird die Durchblutung der Extremitäten erhöht, der Herzschlag verlangsamt sich, die Verdauung setzt wieder ein, und Ihr Körper gibt mehr Wärme ab. Manchmal kribbelt es auch im Bauch.

Beim autogenen Training erfolgt die Umstellung von der sympathischen Tätigkeit Ihres Nervensystems auf die parasympathische. Haben Sie beispielsweise große Angst vor der zahnärztlichen Behandlung, so ist Ihr Körper vermutlich sehr angespannt und verkrampft. Wenn Sie in dieser Lage das autogene Training beherrschen, dann können Sie die Umschaltung in einen entspannten Zustand in etwa zwei bis drei Minuten schaffen. Allerdings ist sehr diszipliniertes Üben im Vorfeld nötig, um dieses Ergebnis zu erreichen.

In der Grundstufe des autogenen Trainings werden in knappen Sätzen unterschiedliche Körperteile und Funktionsweisen des Körpers direkt angesprochen, wie z. B.:

- »Arm ganz schwer.«
- »Herz schlägt ruhig und kräftig.«
- »Atmung ganz ruhig.«
- »Sonnengeflecht strömend warm.«
- »Stirn angenehm kühl.«

Wenn man systematisch und gewissenhaft jeden Tag etwa zehn Minuten übt, ist die Wahrscheinlichkeit groß, dass die entsprechenden selbstsuggestiven Effekte eintreten. Dann werden tatsächlich die Arme schwer, das Herz schlägt ruhig, und im Bauch ist es strömend warm. Wir kennen einige Patienten, die es mit dem autogenen Training geschafft haben, ihre Angst vor der zahnärztlichen Behandlung erfolgreich zu vermindern.

Die erwähnten Selbstsuggestionen werden mittels ausgewählter Zurücknahmeformeln wie »Arme fest«, »tief atmen« und »Augen auf« wieder aufgehoben. Wenn es gelingt, diese Übungen erfolgreich zu durchlaufen, das heißt die entsprechende Umstellung innerhalb weniger Minuten zu fühlen, kann sich eine Angst stark vermindern, und das ganz von allein. Man wird mutiger, selbstbewusster und verantwortungsvoller.

Zusätzlich zu den Formeln der Grundstufe kann man auch für spezifische Ängste, wie z. B. eine Spritzenangst, eigene Formeln entwickeln. Bewährt haben sich nach Lindemann (H. Lindemann 1989) folgende Formeln:

- »Ich bin ganz ruhig und frei; Schmerzen gleichgültig.«
- »Ich bleibe vollkommen ruhig und gelassen.«
- »Ich bin fröhlich und frei, körperliche Beschwernisse gleichgültig.«

Ent-Spannung

Frau J., 46 Jahre, Steuerberaterin, hatte, solange sie sich erinnern konnte, riesige Angst vor der zahnärztlichen Behandlung. Sie ging eigentlich nur dann zum Zahnarzt, wenn es irgendwo im Mund richtig lange richtig wehtat. Die Zeit unmittelbar vor dem Besuch beim Zahnarzt war für Frau J. die Hölle: Nervosität, schlaflose Nächte – und dazu noch die Schmerzen. Sie ärgerte sich über ihr eigenes Verhalten maßlos, zumal sie von ihren Mitmenschen und sich selbst als zielorientiert und diszipliniert eingeschätzt wurde; ihre übertriebene Angst vor der zahnärztlichen Behandlung passte überhaupt nicht in dieses Bild.

Sie nahm an einem Kurs für autogenes Training in der Volkshochschule teil. Nach sechs Wochen regelmäßigen Übens konnte sie die Umstellung von Spannung in Entspannung in etwa drei Minuten herstellen. Das Schwierigste waren nicht die Übungen an sich, sondern deren Regelmäßigkeit: Man sollte dreimal am Tag üben. Außerdem sprach sie davon, dass sie die Umstellung nicht jeden Tag in der gleichen Intensität schaffte. Das entmutigte sie zunehmend, so sehr, dass sie schon daran dachte, die ganze Sache abzubrechen. Sie war jedoch diszipliniert genug weiterzumachen.

Als weiterer Schritt wollte sie für sich eine individuelle Formel entwickeln, die gezielt auf ihre Angst vor der zahnärztlichen Behandlung zugeschnitten war. Sie besprach sich mit ihrem Lehrer und fand folgende Formulierung:

»Ich bin ruhig und gelassen, Geräusche und Empfindungen vollkommen gleichgültig.«

Mit dieser Formel übte Frau J. etwa zwei Wochen regelmäßig. Sie stellte sich dabei intensiv vor, auf dem Zahnarztstuhl zu liegen und ihre gesamte Aufmerksamkeit auf die von ihr entworfene Formel zu bündeln. Als sie nach zwei Wochen ihren Zahnarzttermin hatte, gelang ihr die Umstellung von Spannung auf Entspannung in etwa vier bis fünf Minuten.

Das autogene Training wird auch als preußische Form der Selbsthypnose bezeichnet. Es ist äußerst effektiv, erfordert aber im Gegenzug Durchhaltevermögen. Prinzipiell sind mit dieser Methode sehr viele Ängste und Beeinträchtigungen ansprechbar.

Die progressive Muskelentspannung nach Jacobson

Der zentrale Gedanke dieses Trainings besteht darin, dass sich seelische und körperliche Anspannungen immer in Muskelanspannungen niederschlagen. Ist ein Mensch körperlichem oder seelischem Stress ausgesetzt, führt dies automatisch zu einer höheren Muskelanspannung – ist er hingegen seelisch oder körperlich entspannt, ist die Muskelanspannung gering.

Bei der progressiven Muskelentspannung gehen Sie folgendermaßen vor: Sie nehmen eine bequeme Haltung ein; dies kann auch auf dem Zahnarztstuhl sein. Dann spannen Sie unterschiedliche Hauptmuskelgruppen an und entspannen sie anschließend wieder: Arme und Hände – Beine und Füße, Unterschenkel und Oberschenkel – Gesäß und Bauch – Schultern und Nacken – Gesicht und Kopf – Brust – Rücken und zuletzt sämtliche Hauptmuskeln Ihres Körpers. Hierbei atmen Sie langsam und kontrolliert ein und aus.

Das Training eignet sich gut für Menschen, die allgemeine Schwierigkeiten mit Entspannung haben, die verbissen oder auch sehr ängstlich sind. Die Übung dauert etwa 15 bis 20 Minuten. Wir stellen Ihnen diese Methode so vor, dass Sie sie gleich anwenden können.

So gehen Sie vor

Am besten nehmen Sie sich 25 Minuten Zeit und sorgen währenddessen für eine Atmosphäre der Ruhe; das heißt, Sie sollten in dieser Zeit nicht gestört werden (Klingel abstellen, Handy ausmachen und Telefon leise stellen). Sorgen Sie für eine bequeme Sitzhaltung, z. B. in einem Sessel oder auf einem guten Stuhl. Im Liegen funktioniert diese Übung nicht so gut.

1. Setzen Sie sich bequem und entspannt hin.

2. **Arme:** Beugen Sie beide Arme an. Ballen Sie Ihre Fäuste; stellen Sie sich vor, Sie seien ein Gewichtheber und müssten nun nur mit Ihren Armen ein großes Gewicht nach oben stemmen. Spannen Sie hierbei die Muskulatur sehr stark an – etwa acht Sekunden lang – und nehmen Sie dabei bewusst die Anspannung wahr. Nach acht Sekunden entspannen Sie Ihre Arme und Fäuste und lassen sie nach unten sinken. Sie werden spüren, wie das Blut und die Wärme in Ihre Arme und Beine fließen. Beobachten Sie diesen Vorgang sehr bewusst. Sie können nach etwa 30 Sekunden diese Übung noch einmal machen. Denken Sie dabei immer daran, kontrolliert zu atmen.

3. **Beine:** Spannen Sie Ihre Beine, die Füße, die Unterschenkel und Oberschenkel sehr stark an. Lassen Sie Ihren Oberkörper und die übrige Muskulatur locker. Sie können beim Anspannen die Beine auch vom Boden abheben. Nach acht Sekunden lassen Sie sämtliche angespannte Muskeln wieder locker und stellen die Beine wieder auf den Boden. Beobachten Sie, wie Ihr Körper reagiert, und fühlen Sie dem zirkulierenden Blut in den Beinen und der auftretenden Wärme oder Schwere nach. Atmen Sie kontrolliert ruhig ein und aus, tief in Ihren Bauch hinein.

4. **Gesäß und Bauch:** Spannen Sie Ihren Bauch und das Gesäß sehr stark an. Wenn Sie auf einem Stuhl sitzen, werden Sie merken, dass Sie ein paar Zentimeter größer geworden sind, weil die angespannte Gesäßmuskulatur den

Körper nach oben drückt. Bei diesem Übungsschritt haben Sie natürlich Schwierigkeiten, weiter frei durchzuatmen, weil ja Ihr Bauch angespannt ist. Macht nichts! Halten Sie dann einfach für acht Sekunden Ihren Atem an. Schließlich entspannen sie alles wieder und fühlen nach, wie die Wärme und die Schwere durch Gesäß und Bauch fließen. Sie atmen weiter ruhig und tief und sehr bewusst, etwa 30 bis 40 Sekunden lang.

5. **Schultern und Nacken:** Spannen Sie Ihren Nacken und die Schultern sehr stark an. Hierzu ziehen Sie die Schultern nach oben, sodass Ihr Hals gleichsam in Ihren Schulterblättern versinkt. Den restlichen Körper halten Sie locker. Spannen Sie wiederum etwa acht Sekunden lang die gesamte Nacken- und Schulterpartie sehr stark an. Dann lassen Sie die Schultern sanft fallen und entspannen die übrige Nackenmuskulatur ebenfalls. Spüren Sie die Wärme, die dabei entsteht?

6. **Gesicht und Kopf:** Als Nächstes wenden Sie sich Ihrem Gesicht und Ihrem Kopf zu. Ihre Aufgabe besteht nun darin, die wildesten Grimassen und Gesichter zu schneiden. Trauen Sie sich! Beziehen Sie das gesamte Gesicht, die Kaumuskulatur, Stirn, Augenmuskeln, Nase, Zunge (an den Gaumen pressen), Backen in diesen wilden Vorgang ein – je ungewöhnlicher und wilder, desto besser – und spannen Sie wieder etwa acht Sekunden lang alles an. Vielleicht gelingt es Ihnen ja zusätzlich, die Kopfhautmuskulatur in diesen Übungsschritt mit einzubeziehen – versuchen Sie es einfach. Dann lassen Sie langsam und be-

wusst alles wieder locker und spüren etwa eine Minute lang den Veränderungen intensiv nach.

7. **Brust:** Spannen Sie die gesamte Brustmuskulatur stark an. Fühlen Sie intensiv diese Spannung, wie sie sich um Ihren Brustkorb legt, wie eingeengt sich nur Ihr Brustkorb fühlt. Manchmal entsteht dabei das Gefühl, als hätten Sie einen Brustpanzer, hinter dem alles eingeklemmt ist. Wieder spannen Sie etwa acht Sekunden lang alles vollkommen an und verwandeln dann die Spannung in Entspannung. Bleiben Sie weiter sehr konzentriert und spüren Sie den körperlichen Veränderungen in Ihnen nach, der sich ausbreitenden Wärme oder Schwere.

8. **Rücken:** Während Sie Ihren gesamten Körper einfach locker lassen, konzentrieren Sie sich nun ganz auf Ihren Rücken und die unterschiedlichen Muskeln dort. Atmen Sie entspannt ein und aus und spannen Sie nun alle Ihnen bewussten Rückenmuskeln an. Spüren Sie das Zentrum der Spannung in Ihrem Rücken? Acht Sekunden lang erhalten Sie diesen gespannten Zustand aufrecht; dann lassen Sie sämtliche Rückenmuskeln wieder locker und achten auf die verbesserte Durchblutung und Wärmebildung. Lassen Sie sich ganz bequem in Ihre Unterlage zurücksinken und spüren Sie den Veränderungen in Ihrem Rücken etwa ein bis zwei Minuten nach.

9. **Sämtliche Körpermuskeln:** In einem letzten Schritt spannen Sie nun Ihren gesamten Körper an – im Idealfall all die Muskeln, die Sie schon in den vorausgegangenen

Übungsabschnitten angespannt haben. Wahrscheinlich werden Sie den einen oder anderen Muskel nicht berücksichtigen können, das ist jedoch nicht weiter schlimm. Also: Arme bewegen und Fäuste machen – Beine, Unter- und Oberschenkel anspannen – Gesäß und Bauch, Nacken und Schultern – Gesicht und Kopf – Brust und Rücken. Halten Sie diese starke Anspannung acht bis zehn Sekunden lang und lassen Sie dann wieder locker. Entspannen Sie sich und lassen Sie sich in die Unterlage zurücksinken. Fühlen Sie nun ganz bewusst den wohltuenden Effekt in Ihrem entspannten Körper.

Wenn Sie jetzt noch irgendwo in Ihrem Körper eine Spannung wahrnehmen sollten, können Sie mit Ihrer Aufmerksamkeit zu dieser Stelle gehen, diese Partie weiter leicht anspannen und anschließend wieder entspannen und dem Lösungsvorgang intensiv und bewusst nachfühlen.

Machen Sie die ganze Übung ein- bis zweimal am Tag. Sie werden schnell bemerken, dass Sie nach wenigen Tagen ein anderes Körpergefühl bekommen. Sie sensibilisieren sich für Ihren Körper und gewinnen dadurch einen anderen Zugang zu ihm. Wenn Sie später einmal auf dem Zahnarztstuhl liegen und spüren, dass sich einzelne Stellen Ihres Körpers anspannen, können Sie dank dieses Trainings konstruktiv mit dieser Situation umgehen, nämlich indem Sie bewusster weiter anspannen und anschließend wieder entspannen. Würdigen Sie in dieser Lage die Ausdrucksweise Ihres Körpers und stellen Sie sich vor, dass Sie mit Ihrem Körper »sprechen«. Ihr Körper wird sich in diesem Moment dankbar entspannen und Sie mit mehr Lockerheit und Gelassenheit bereichern.

Disziplin, Mutmacher und Bodyfeedback

Mit Willenskraft und Disziplin

Eng verwandt mit der Methode des autogenen Trainings ist die Vorgehensweise mittels Disziplin: Wenn ich etwas unbedingt erreichen will, kann ich es mir so fest vornehmen, dass ich es auch schaffe. Sicher kennen Sie bei genauer Betrachtung auch Beispiele, bei denen Sie so etwas erlebt haben. Sie haben sich etwas in den Kopf gesetzt und wenden alle Ihnen zur Verfügung stehende Energie auf, um Ihr Ziel zu erreichen. Brennglasartig bündeln Sie Ihre Energie in Richtung Ziel. Wenn Sie ein Beispiel in Ihrem Leben gefunden haben, bei dem Sie mit dieser Methode mit hoher Wahrscheinlichkeit Ihr Ziel erreicht haben, dann können Sie diese Methode auch auf andere Bereiche ausdehnen – z. B. den Zahnarztbesuch.

Vereinfacht gesagt: Sie müssen sich erinnern, wie Sie Fähigkeiten, die in Ihnen stecken, revitalisieren, um sie in den Dienst Ihrer Zahngesundheit zu stellen. Das soll nicht möglich sein? Dann lesen Sie doch die folgende Geschichte.

Willenskraft und Selbstsuggestion

Johannes, 20 Jahre, Abiturient, hat extreme Ängste vor der zahnärztlichen Behandlung. Er wollte sich bereits seine Zähne unter Vollnarkose richten lassen, fand jedoch keinen Zahnarzt, der dazu bereit war. Hierzu muss man wissen, dass Johannes immer nur in verschiedenen Zahnarztpraxen anrief und sich nach Vollnarkose erkundigte. Johannes war sechs Jahre lang nicht mehr in zahnärztlicher Behandlung gewesen. Er sagte, dass er die Bohrgeräusche nicht aushalten könne; sie versetzten ihn in Angst und Schrecken. Wenn dann noch Schmerzen hinzukämen, sei alles aus. Johannes war verzweifelt, denn er hatte starke Beschwerden im Unterkiefer.

Als er gefragt wurde, ob er irgendwann in seinem Leben etwas allein mit Willenskraft erreicht habe, erinnerte er sich an folgende Begebenheit: Mit zehn Jahren hatte er einen Bumerang zum Geburtstag geschenkt bekommen. Den Bumerang testete er noch am gleichen Tag in einem nahen Park. Nach ein paar Testflügen blieb der Bumerang in einem Baum hängen. Johannes versuchte den Bumerang mit einem hochgeworfenen Ball zu befreien, was jedoch misslang. Die einzige Lösung: Er musste selbst auf den Baum steigen.

Im Klettern jedoch war er nicht der Beste, er hatte Höhenangst und nicht die nötige Kraft, um sich an den Ästen hochzuziehen – aber trotzdem machte er sich auf, den Baum zu erklimmen, um an seinen Bumerang zu kommen. Langsam stieg er höher und höher, und je höher er stieg, desto größer wurde seine Angst. Um diese Angst zu überwinden, sagte er zu sich selbst: »Du schaffst das, du schaffst das, du schaffst das ...« Mit dieser Einstellung hatte er schließlich seinen Bumerang bergen können.

Johannes überlegte: Wenn er es damals geschafft hatte, seinen inneren Schweinehund und seine Ängste zu überwinden, dann müsste er es doch heute auch schaffen. Und so suggerierte er sich den ganzen Abend lang: »Du schaffst das, du schaffst das, du schaffst das ...« Mit der Folge, dass er es tatsächlich schaffte, eine Zahnarztpraxis aufzusuchen.

Wenn Sie eine Situation in Ihrer Vergangenheit gefunden haben, in der Sie einer Angst mutig die Stirn boten, dann können Sie dieses Wissen nutzen, um auch Ihre gegenwärtigen Ängste zu reduzieren. Sie können es so wie Johannes machen und sich die ermutigenden Sätze sehr diszipliniert und mantraähnlich vorhersagen – je öfter Sie das tun, umso stärker ist der Effekt. Wenn Sie in dieser Situation keinen Satz hatten, dann können Sie sich im Nachhinein noch einen ausdenken, der gepasst haben könnte.

Sich selbst Mut machen

Es gibt jedoch noch eine andere Möglichkeit: Sie können sich auch fragen, wie Sie sich im Moment der Angstüberwindung fühlten, wie Sie es körperlich erlebten, dass Sie Ihre Angst in Schach halten konnten. Hierzu vergegenwärtigen Sie sich die Situation, in der Sie mutig waren, und spüren in Ihren Körper hinein. Der mutige Augenblick muss sich irgendwo in Ihrem Körperbewusstsein widerspiegeln.

Finden Sie das entsprechende Gefühl und benennen Sie es für sich – aber bitte laut. Zum Beispiel könnten Sie fühlen, dass Ihre Schultern sich etwas nach oben hin ausgerichtet haben oder dass sich die Spannung in Ihren Beinen etwas erhöht. Im ersten Fall sagen Sie:

»Meine Schultern richten sich auf.«

Und im zweiten Fall:

»Die Spannung in den Beinen ist deutlich zu fühlen.«

Solche ermutigenden Sätze sind äußerst wertvoll; wenn Sie sie vor sich hin sprechen, werden automatisch weitere körperliche und geistige Kräfte freigesetzt.

Bodyfeedback

Wenn Sie Angst haben, dann nimmt Ihr Körper ganz automatisch eine Angsthaltung ein. Ihre Muskulatur verkrampft, der Blick wird starr, die Atmung stockt, und Ihre Gedanken sind tunnelartig auf den angstauslösenden Reiz gerichtet – so weit, so schlecht.

Was Sie vielleicht nicht wissen: Es gibt einen interessanten Zusammenhang zwischen Ihren angstauslösenden Gedanken und Ihrem Körper. Dieses Phänomen nennt man in der Psychologie Bodyfeedback. Normalerweise denkt man nämlich: Wenn ich Angst habe, dann reagiert mein Körper entsprechend mit dem Ausdruck von Angst. Doch dieses Prinzip ist auch unkehrbar. Machen Sie einmal folgenden Versuch zu Hause:

Nehmen Sie etwa 20 Minuten lang eine Körperhaltung ein, von der Sie wissen, dass Sie sie bei Angst zeigen. Sie werden staunen, was diese körperliche Haltung bei Ihnen bewirkt. Sie werden ängstlich!

Wenn Sie nun dieses Prinzip kennen, können Sie es auch umkehren. Sie können sich überlegen, wie Ihr Körper Angst ausdrückt. Merken Sie sich drei bis vier charakteristische Körperreaktionen (z. B. zusammengekniffener Mund, stockender Atem und starrer Blick). Nun verändern Sie sehr bewusst und diszipliniert diese Reaktionen: Schwächen Sie sie ab und verkehren Sie sie ins Gegenteil. Um bei unserem Beispiel zu bleiben: Öffnen Sie Ihren Mund leicht, atmen Sie bewusst tief ein und aus und schauen Sie in der Gegend umher.

Machen Sie diese Übung dreimal täglich zu Hause. Damit bieten Sie Ihrem Körper eine Alternative zur Angstreaktion an. Wenn Sie das mehrere Tage geübt haben, dann stellen Sie sich Folgendes vor: Sie betreten eine Zahnarztpraxis und achten streng darauf, dass Sie Ihre erlernten Körperreaktionen einhalten; damit werden Sie sehr beschäftigt sein. Wenn Sie nun auch die neu erworbenen Körperreaktionen beibehalten können, dann wird sich Ihre Angst deutlich vermindern.

Dem Körper die Angst nehmen

Marion, 30 Jahre, Krankenschwester, identifizierte drei typische Körperreaktionen, die sich bei Angst vor der zahnärztlichen Behandlung einstellten:

1. Sie hielt sich verkrampft am Zahnarztstuhl fest.

2. Sie zog ihre Schultern fast bis zum Hals herauf.

3. Sie hielt die Luft längere Zeit an.

Zwei Wochen übte sie zu Hause das positive Bodyfeedback jeweils dreimal am Tag fünf Minuten lang. Hierbei dachte sie intensiv an einen Zahnarztbesuch. Sie lockerte währenddessen ihre Hände, zog ihre Schultern nach unten und atmete bewusst ein und aus, ohne zu stocken.

Nach zwei Wochen ging sie zum Zahnarzt. Sie nahm als Unterstützung noch eine Freundin mit und stellte schon vor Betreten der Praxis ihre Körperreaktionen um. Zwar waren Teile der Angst noch spürbar, insgesamt jedoch nicht so massiv und bedrohlich, dass sie sie von ihrem Zahnarztbesuch hätten abhalten können.

Atemtechniken

Angst ist, wie Sie ja bereits wissen, ein Alarmsignal Ihres Körpers. Sie soll Ihnen ermöglichen, auf Gefahr zu reagieren. Mit Hilfe zweier einfacher Atemtechniken haben Sie die Möglichkeit, effektiv und schnell das aufkeimende Gefühl der Angst abzuschwächen und zurückzudrängen. Die folgenden Übungen können Sie praktisch überall machen.

Die einfache Bauchatmung

Setzen Sie sich bequem hin und beobachten Sie Ihren Atemrhythmus. Legen Sie nun eine Hand auf Ihren Bauch, wobei der Daumen etwa in Höhe Ihres Bauchnabels liegen sollte. Atmen Sie nun tiefer in Ihren Bauch hinein, und zwar so, dass Sie fühlen können, wie Ihre Hand bei jedem Aus- und Einatem von Ihrer Bauchdecke bewegt wird. Ihre Hand ist eine Art Messinstrument, mit dem Sie klar und deutlich Ihre Bauchatmung fühlen können.

Wenn Sie wollen, können Sie die Augen bei dieser Übung schließen, um sich noch intensiver auf Ihre Atmung zu konzentrieren. Stellen Sie sich vor, dass Ihre Atmung zu fließen beginnt – jeder eingeatmete Luftzug strömt so tief wie möglich in Ihren Bauch, umkreist Ihre Hand und hebt sie leicht an. Der Atemzug verlässt daraufhin wieder den Bauchraum und strömt über den Brustkorb und den Hals zu den Nasenflügeln, wo er Ihren Körper verlässt.

Machen Sie diese Übung etwa drei bis fünf Minuten lang, und Sie werden spüren, wie Sie sich entspannen.

Die Bauchatmung mit angehaltenem Atem

Suchen Sie sich einen bequemen Platz und setzen Sie sich. Atmen Sie etwa drei- bis viermal tief ein und aus, ohne den Atem anzuhalten. Atmen Sie dabei so tief wie möglich in Ihren Bauch hinein und stellen Sie sich vor, dass Sie rund, also ohne Pause und Stocken, ein- und ausatmen. Wenn Sie das getan haben, stellen Sie Ihre Atmung auf folgende Weise um:

Atmen Sie nun wieder tief ein und aus, ohne Pause. Dann halten Sie Ihren Atem etwa acht bis zehn Sekunden lang an. Halten Sie bei dieser Übung Ihre Augen geschlossen, um sich noch besser konzentrieren zu können. Wenn Sie damit beginnen, Ihren Atem anzuhalten, dann zählen Sie langsam von eins bis acht (oder zehn), um ein Gefühl für diese Zeit zu bekommen. Atmen Sie anschließend wieder tief in den Bauch hinein und ohne Pause wieder aus. Halten Sie dann Ihren Atem wieder an und zählen Sie erneut von eins bis acht oder zehn.

Wiederholen Sie diesen Vorgang etwa drei bis fünf Minuten, bis Sie spüren, dass Sie sich deutlich entspannt haben. Wenn Ihnen die Atempause zu lange erscheint und für Sie unangenehm ist, verkürzen Sie die Zeit. Es kommt nicht darauf an, wie lange Sie Ihren Atem anhalten, sondern darauf, dass diese Übung Ihnen Entspannung und Ruhe bringt. Experimentieren Sie damit, bis Sie den für Sie richtigen Rhythmus gefunden haben.

NLP und die Submodalitäten

Die Abkürzung NLP steht für den Ausdruck Neurolinguistisches Programmieren. Diese Wortkombination wirkt eher technisch und damit abschreckend und bietet eine Vielzahl unterschiedlicher Deutungsmöglichkeiten. Noch nicht einmal die Fachleute sind in der Lage, eine eindeutige Definition dessen, was NLP eigentlich ist, zu geben. Für Sie ist es nur wichtig zu wissen, dass das NLP eine Sammlung unterschiedlicher Methoden und Techniken ist, mit der man erstaunlich leicht und zuweilen sehr elegant die eigenen Wahrnehmungen, Denkvorgänge und Empfindungen verändern kann.

Sinnesmodalitäten und Submodalitäten

Eine Möglichkeit, die Empfindungswelt eines Menschen positiv zu beeinflussen, ist die Arbeit mit Submodalitäten. Was Sinnesmodalitäten sind, wissen Sie. Sie verfügen über fünf Sinne, mit denen Sie die Welt um sich herum wahrnehmen: Gesichtssinn, Gehör, Fühlen, Geruchs- und Geschmackssinn. Reize aus Ihrer Außenwelt strömen in einem bestimmten Verhältnis über die fünf Sinneskanäle in Sie ein und hinterlassen einen Eindruck. Aber auch dann, wenn Sie z. B. an etwas denken, sind Ihre Sinneskanäle beteiligt. Wenn beispielsweise ein depressiver Mensch an seine Lebensführung denkt, dann sieht er wahrscheinlich innerlich alles wie durch einen Grauschleier – oder er sieht gar »schwarz«.

Die einzelnen Sinnesmodalitäten lassen sich nun weiter untergliedern. Diese Untergliederungen nennt man Submodalitäten. Machen wir hierzu eine kleines Experiment:

Schließen Sie Ihre Augen und denken Sie an etwas Schönes, vielleicht an ein schönes Urlaubserlebnis oder an ein schönes Erlebnis in der Natur. Sie können sich aussuchen, was Sie wollen. Bleiben Sie dabei sehr konzentriert. Nun stellen Sie sich die Frage, auf welche Weise Sie an dieses schöne Erlebnis denken. Sehen Sie ein Bild? Wenn ja, wie erscheint es vor Ihrem inneren Auge? Ist es farbig? Können Sie es scharf sehen? Wie weit ist es eigentlich von Ihrem inneren Auge entfernt?

Vielleicht ist dieses Bild, das Sie sehen, auch mit etwas Hörbarem verknüpft. Was hören Sie? Spitzen Sie einmal Ihre Ohren. Aus welcher Richtung kommt das Hörbare? Wie groß ist die Anzahl der hörbaren Geräuschquellen? Hören Sie die Geräusche mit beiden Ohren gleichermaßen? Welche Lautstärke nehmen Sie wahr?

Womöglich können Sie das, was Sie sehen oder auch hören, zusätzlich fühlen. Wie fühlt sich dieser Eindruck in Ihrem Körper an? Können Sie die Intensität und Qualität dieser Empfindungen beschreiben? Wie steht es um Ihre Körpertemperatur? Bewegt sich das wahrgenommene Gefühl in Ihrem Körper? Ist es vielleicht sogar mit einem bestimmten Gefühl verbunden?

Vielleicht sind die von Ihnen wahrgenommenen submodalen Eindrücke zusätzlich mit Geruchsqualitäten verbunden. Stellen Sie sich einmal vor, dass das Schöne, an das Sie denken, mit einem typischen Geruch verbunden ist. Was meinen Sie: Wie würde sich dieser Geruch bemerkbar machen? Was würden Sie wohl riechen? Würde es eher salzig oder süßlich riechen? Vielleicht auch eher bitter oder würzig, frisch oder scharf?

Zur Veranschaulichung haben wir folgende Tabelle zusammengestellt, aus der unterschiedliche Submodalitäten ersichtlich sind.

Sinnes- und Submodalitäten

Sinnesmodalität	Submodalität
visuell (Sehen)	Farbe/schwarzweiß, Kontrast, bewegte Bilder wie im Film, stehende Bilder wie Fotos, Größe, Position, Entfernung, Rahmen/Panorama
akustisch (Gehör)	Lautstärke, stereo/mono, Anzahl der Geräuschquellen, Rhythmus, Klangfarbe, Deutlichkeit, Tempo und Geschwindigkeit
kinästhetisch (Empfindung)	Ort der Empfindung, Temperatur, Intensität, Qualität, Druck, Dauer, Feuchtigkeit, Bewegung
olfaktorisch (Geruch)	würzig, frisch, metallen, scharf, bitter, faulig, muffig
gustatorisch (Geschmack)	süß, sauer, bitter, salzig, mehlig, erfrischend

Jeder Gedanke und jede Erinnerung, die Sie haben, hat ihren eigenen submodalen Abdruck, ihr eigenes Raster. Wenn Sie beispielsweise an ein belastendes Ereignis denken, z. B. an einen vergeblichen Versuch, zum Zahnarzt zu gehen, können Sie anhand der oben aufgeführten Fragestellungen die submodalen Faktoren dieses Gedankens oder dieser Erinnerung identifizieren. Dann wissen Sie, auf welche Weise Sie belastende Gedanken speichern und verarbeiten, und können dieses Wissen nutzen, um Ihre Belastungen zu schmälern. Es ist einfacher, als Sie denken.

Beginnen wir nun mit der praktischen Arbeit. Ziel ist es, die Struktur einer belastenden Erinnerung so zu verändern, dass sie nur noch in abgeschwächter Form spürbar ist. Hier-

bei wird die Struktur des belastenden Erlebnisses verändert
– und zwar in Richtung eines positiveren Erlebnisses. Sie
überführen also einen Angstgedanken aus Ihrer Vergangenheit in einen weniger belastenden Eindruck aus der Gegenwart.

Hierzu denken Sie bitte an zwei unterschiedliche Szenen:
an Ihr schlimmstes Zahnarzterlebnis und an eine Situation,
in der Sie mutig waren.

Ihr schlimmstes Zahnarzterlebnis

Nehmen Sie eine bequeme Körperhaltung ein und atmen
Sie etwas tiefer als üblich in Ihren Bauch hinein. Gehen Sie
nun im Geiste unterschiedliche Szenen Ihrer Behandlungs-
ängste durch. Scheuen Sie sich nicht, sich den schlimmsten
Szenen oder Befürchtungen zu stellen, denn Ihre Aufgabe
besteht ja gerade darin, sich die allerschlimmste Angst vorzustellen. Suchen Sie also die schlimmste Szene, die Ihnen
einfällt. Atmen Sie währenddessen ruhig weiter ein und aus,
und zwar ein wenig tiefer als üblich.

Wenn Sie eine Szene gefunden haben, werden Sie bitte
Ihre ganze Aufmerksamkeit diesem inneren Eindruck zu.
Ziehen Sie dann die unten aufgeführte Tabelle heran und
füllen Sie sie so aus, wie Sie Ihre inneren Eindrücke wahrnehmen. Wo Kästchen angegeben sind, kreuzen Sie bitte je-
nes an, das für Ihr Gefühl am ehesten zutrifft. Zur Vereinfa-
chung sind hier nur die drei Hauptsinnesmodalitäten und
einfach zu bestimmende Submodalitäten aufgeführt.

Submodalitäten: Das schlimme Erlebnis

Visuell	
Das sehe ich	
Farbe	eher farbig – eher schwarzweiß ☐ ☐ ☐ ☐ ☐
Entfernung	eher nah – eher weit entfernt ☐ ☐ ☐ ☐ ☐
Klarheit	eher klar – eher verschwommen ☐ ☐ ☐ ☐ ☐
Rahmen	eher mit Rahmen – eher ohne Rahmen ☐ ☐ ☐ ☐ ☐
Kontrast	eher scharf – eher unscharf ☐ ☐ ☐ ☐ ☐
weitere optische Eindrücke	

Akustisch	
Das höre ich	*Sein Hafe*
Geräusche	eher ja – eher nein ☑ ☐ ☐ ☐ ☐
Stimme	eher ja – eher nein ☐ ☐ ☐ ☐ ☐
Stereo/mono	eher stereo – eher mono ☐ ☐ ☐ ☐ ☐
Entfernung	eher nah – eher weit ☑ ☐ ☐ ☐ ☐
Lautstärke	eher laut – eher leise ☐ ☐ ☐ ☐ ☐
weitere akustische Eindrücke	

Sensorisch	
Das spüre ich	
Intensität	eher stark – eher schwach ☐ ☐ ☐ ☐ ☐
Bewegung	eher bewegt – eher stillstehend ☐ ☐ ☐ ☐ ☐
Dauer	eher lang – eher kurz ☐ ☐ ☐ ☐ ☐
Schwere/ Leichtigkeit	eher schwer – eher leicht ☐ ☐ ☐ ☐ ☐
Qualität	eher klar – eher diffus ☐ ☐ ☐ ☐ ☐
weitere sensori- sche Eindrücke	

Wahrscheinlich werden Sie bei einigen Fragen nicht wissen, wie Sie Ihre inneren Eindrücke qualifizieren sollen. Das ist nicht weiter schlimm – füllen Sie die Tabelle einfach so aus, wie Sie es spontan können, den Rest lassen Sie einfach frei.

Wenn Sie diese Aufgabe gemacht haben, dann haben Sie nun Ihr neuronal kodiertes Muster für eine sehr unangenehme Erfahrung zu Papier gebracht.

Das mutige Erlebnis

Schieben Sie nun Ihre unangenehmen Gedanken so weit weg wie nur möglich und wenden Sie sich innerlich einer Situation zu, in der Sie mutig und tapfer waren. Sie können sich aussuchen, was Sie wollen – es kann sogar eine Situation sein, die bereits sehr lange her ist; wichtig ist allein, dass Sie in dieser Situation ein mutiges Verhalten an den Tag gelegt haben.

Vielleicht haben Sie ja einmal vor einer größeren Gruppe von Menschen Ihre Meinung öffentlich bekundet, oder Sie haben Ihren unfreundlichen Nachbarn gebeten, abends die Musik ein wenig leiser zu stellen. Vielleicht wurde Ihnen ja einmal in einem Supermarkt ein falscher Preis für eine gekaufte Ware berechnet – und trotz der langen Schlange an der Kasse haben Sie auf Ihrem Recht bestanden, den Differenzbetrag zurückzuerhalten.

Schließen Sie Ihre Augen und vergegenwärtigen Sie sich konzentriert solch eine Situation. Atmen Sie währenddessen ruhig ein und aus. Wenn Sie Ihre Situation gefunden haben, nehmen Sie sich zwei bis drei Minuten Zeit, um dieses Erlebnis auch richtig auf sich wirken zu lassen. Wichtig: Lassen Sie sich nicht entmutigen, wenn Sie nicht gleich etwas Passendes finden – Ihnen wird bestimmt etwas Passendes einfallen, wenn Sie aufmerksam bei dieser Aufgabe bleiben.

Verfahren Sie nun mit Ihrem positiven, mutigen Erlebnis so, wie Sie das auch bei dem ersten, belastenden Erlebnis getan haben. Füllen Sie dann die folgende Tabelle so weit aus, wie Ihnen das möglich ist.

Submodalitäten: Das mutige Erlebnis

Visuell	
Das sehe ich	
Farbe	eher farbig – eher schwarzweiß ☐ ☐ ☐ ☐ ☐
Entfernung	eher nah – eher weit entfernt ☐ ☐ ☐ ☐ ☐
Klarheit	eher klar – eher verschwommen ☐ ☐ ☐ ☐ ☐
Rahmen	eher mit Rahmen – eher ohne Rahmen ☐ ☐ ☐ ☐ ☐
Kontrast	eher scharf – eher unscharf ☐ ☐ ☐ ☐ ☐
weitere optische Eindrücke	

Akustisch	
Das höre ich	
Geräusche	eher ja – eher nein ☐ ☐ ☐ ☐ ☐
Stimme	eher ja – eher nein ☐ ☐ ☐ ☐ ☐
Stereo/mono	eher stereo – eher mono ☐ ☐ ☐ ☐ ☐
Entfernung	eher nah – eher weit ☐ ☐ ☐ ☐ ☐
Lautstärke	eher laut – eher leise ☐ ☐ ☐ ☐ ☐
weitere akustische Eindrücke	

Sensorisch	
Das spüre ich	
Intensität	eher stark – eher schwach ☐ ☐ ☐ ☐ ☐
Bewegung	eher bewegt – eher stillstehend ☐ ☐ ☐ ☐ ☐
Dauer	eher lang – eher kurz ☐ ☐ ☐ ☐ ☐
Schwere/ Leichtigkeit	eher schwer – eher leicht ☐ ☐ ☐ ☐ ☐
Qualität	eher klar – eher diffus ☐ ☐ ☐ ☐ ☐
weitere sensorische Eindrücke	

Nun haben Sie zwei neuronal kodierte Muster erstellt: einmal für ein negatives, schlimmes Erlebnis und einmal für eine gute, mutige Erfahrung. Beide Muster werden sich naturgemäß voneinander unterscheiden.

Der nächste Schritt besteht darin, dass Sie Ihr schlimmes Erlebnis umkodieren, nämlich in Richtung Ihres mutigen, positiven Erlebnisses. Hierzu nehmen Sie sich die beiden ausgefüllten Tabellen noch einmal vor.

Im einfachsten Fall verschieben Sie die von Ihnen angekreuzten Submodalitätswerte des schlimmen Erlebnisses in die Richtung, die Sie bei Ihrem positiven Erlebnis angekreuzt haben. Also: Wenn Sie z. B. bei Ihrem schlimmen Erlebnis auf der akustischen Tabelle unter dem Punkt Geräusche »eher ja« (vielleicht hatten Sie ja währenddessen die lauten Bohrergeräusche gehört) und beim positiven Erlebnis »eher nein« angekreuzt haben, dann verschieben Sie sehr konzentriert die Geräuschkulisse des schlimmen Erlebnisses in die Richtung »eher nein«. Sie stellen sich dabei vor, dass Sie mittels eines akustischen Dimmers die Geräusche »herunterdrehen«, sodass die Geräusche nur noch schwach hörbar sind. Probieren Sie es aus, es funktioniert! Wenn Sie das richtig machen, nehmen Sie der bedrohlichen Situation die akustische Kennung.

Spielen Sie ein wenig mit diesen Submodalitätsverschiebungen. Schieben Sie die von Ihnen angekreuzten Kennwerte wie auf einem Rechenschieber hin und her. Schauen Sie sich noch einmal genau die Kennwerte Ihres positiven Erlebnisses an und verrücken Sie alle Kennwerte des negativen Erlebnisses in Richtung des positiven Erlebnisses.

Sie werden schnell feststellen, wie machtvoll diese kleinen Veränderungen sind. Sie sind nun nicht mehr so hilflos einer dramatischen Situation ausgeliefert, sondern haben gelernt, die Situation zu zergliedern und auf diese Weise zu entschärfen. Nebenbei bemerkt können Sie diese Übung auch für andere Situationen in Ihrem Leben heranziehen.

Mit etwas Routine und Konzentration werden Sie diese Übung ohne große Mühe machen können. Genau genommen überlisten Sie dabei Ihr Gehirn: Sie gaukeln ihm nämlich vor, dass ein anfänglich mit Angst verbundenes Erlebnis nun mit Mut und Tapferkeit gekoppelt ist. Ihr Gehirn legt nun den Angstzustand dort ab, wo es eigentlich die guten und starken Erinnerungen positioniert. Die Folge: Sie fühlen sich nicht mehr so bedroht und ausgeliefert, sondern ein wenig freier.

Wenn Sie diese Übung mehrmals gemacht haben und sich das neue Kodierungsmuster in Ihren Kopf eingebrannt hat, dann gehen Sie über zum letzten Schritt: zur Übertragung in die Zukunft. Hierzu stellen Sie sich mit geschlossenen Augen und in entspanntem Zustand vor, wie Sie mit Ihren neu gewonnenen Fähigkeiten unterschiedliche Situationen in einer Zahnarztpraxis durchleben. Je lebhafter Sie sich auf diese Fantasien einlassen, desto besser wird es für Sie sein, und desto größer ist die Wahrscheinlichkeit, dass Ihre neuen Gedankengänge tatsächlich Realität werden.

Die Kraft der inneren Bilder

Bei einer 50-jährigen Patientin sollten zwei Zähne im Unterkiefer entfernt werden. Die Patientin jedoch hatte derart Angst vor dem zahnärztlichen Eingriff, dass sie direkt vor der Behandlung aus der Praxis stürmte. Sie suchte mehrere Zahnärzte auf – doch immer wieder kam es dabei zur gleichen, panikartigen Flucht. Eine normale Behandlung dieser Frau war nicht möglich.

Der Patientin wurde die oben angeführte Übung nahegelegt – sie sollte zu Hause die entsprechenden Schritte einüben. Sie berichtete:

»Ich sollte mir etwas Schlimmes vorstellen. Das war nicht schwierig, dafür nahm ich den letzten Besuch bei Zahnarzt Dr. X. Als ich da den Mund aufmachte, war alles aus. Ich konnte nur noch weglaufen. Ich weiß, dass das nicht gut ist, aber es ging irgendwie nicht anders. Ich schloss die Augen und dachte dann daran, wie ich gerade weglaufe. Das ist richtig furchtbar. Gesehen habe ich dann ein Bild von einer riesigen roten, glühenden Zange, die mir mit Gewalt in den Mund gesteckt wurde. Das Bild war ganz nah vor meinen Augen. Außerdem war es so laut, als würden Flugzeuge starten ... ich war ganz steif am Körper ... nur weg, dachte ich, sonst bin ich verloren.

Bei dem schönen Bild, als ich also mutig sein sollte, fiel mir erst mal nichts Rechtes ein. Dann erinnerte ich mich aber an eine Szene, in der eine blinde Frau eine Straße überqueren wollte. Kein Auto hielt an. Ich stellte mich einfach auf die Straße, breitete die Arme aus und hielt den Verkehr an. Dann führte ich die Frau über die Straße. Ich fühlte mich dabei gut. Das Bild war sehr scharf und klar, auch farbig, es war auch viel Bewegung drin. Es war relativ leise, so, als hätten die Autofahrer ihre Motoren ausgestellt wie an einer Bahnschranke ... Ich fühlte mich wirklich gut, ja mutig und irgendwie auch größer.

Dann stellte ich mir vor, dass ich beide Szenen übereinander lege: unten die schlimme Szene und oben die gute. Ich passte dann die schlimme Szene irgendwie der guten an. Ich dachte mir auch mehr Bewegung hinein und stellte mir vor, dass alles leiser wurde und ich das klar und deutlich sehen konnte. Ich bekam dann ein anderes Körpergefühl. Ich sollte diese Übung ja ein paar Mal machen und mir dann vorstellen, wie ich zum Zahnarzt gehe. Beim Zahnarzt selbst sollte ich intensiv an diese Übung denken – wie einfach es ist, eine schlimme Situation in eine bessere zu überführen. Das tat ich auch und bereitete mich auf diese Weise vor.

Als ich dann ein paar Tage später wirklich zum Zahnarzt gehen musste, dachte ich schon, dass das wieder nicht klappen würde, weil ich solche Angst hatte. Dann schloss ich die Augen und stellte mir vor, das Bild von meiner Angst beim Zahnarzt wie das Bild zu sehen, bei dem ich die blinde Frau über die Straße führte. Ich versuchte dann, diese Bilder irgendwie ineinander zu überführen, so wie ich das zu Hause auch gemacht hatte. Das ging ganz gut. Die Angst war zwar nicht ganz weg, aber ich war heilfroh, dass endlich die Zähne gezogen waren.

Vollnarkose und Sedierung

Vollnarkose

Eine weitere Alternative ist die medikamentöse Methode der Angstlösung. Bei extremen Ängsten kann eine Intubationsnarkose durchgeführt werden. Eigentlich ist die Vollnarkose für Patienten gedacht, die nicht mit herkömmlichen Mitteln behandelbar sind, wie z. B. extrem unruhige Kinder, bei denen ein Eingriff vorgenommen werden muss, oder auch geistig behinderte Menschen, die nicht stillhalten können.

Viele Zahnärzte stehen dieser Form der Behandlung jedoch kritisch gegenüber, weil sie Gefahren birgt und sie letztendlich dem Patienten nicht hilft, mit seinen Ängsten konstruktiv umzugehen. Wenn sich ein Patient entschließt, seine Zähne unter Vollnarkose richten zu lassen, muss er wissen, dass er die Kosten selbst zu tragen hat – und das ist nicht wenig: Er muss den Anästhesisten, seine Anästhesiehelferin und das mitgebrachte Equipment anteilsmäßig bezahlen.

Nachteile einer Vollnarkose

1. Die Vollnarkose birgt das Risiko ernster Nebenwirkungen, da sie den Kreislauf beeinflusst und den Organismus belastet.

2. Der Patient kann in der Vollnarkose nicht mitarbeiten, sein Mund muss durch einen Mundsperrer geöffnet werden. Der Zahnarzt hat nicht den gewohnten Sichtwinkel und kann nicht die übliche Arbeitshaltung einnehmen. Dadurch wird seine Arbeit erschwert.

3. Zuweilen kommt es zu stärkeren Blutungen, die nur durch zusätzliche Lokalanästhesie gestillt werden können.

4. Abdruck und Bissnahme sind in der Vollnarkose sehr schwierig und ungenau.

5. Der Patient lernt nicht, seiner Angst konstruktiv gegenüberzutreten, und entzieht sich der Konfrontation mit seinen phobischen Auslösern. Manchmal steigert sich die Angst durch die Erfahrung der Vollnarkose sogar noch, da die Vollnarkose nichts anderes als eine Verstärkung des Vermeidungsverhaltens darstellt.

6. Längere Vollnarkosen haben massive Nachwirkungen. Für eine Gesamtsanierung mit chirurgischen und parodontologischen operativen Maßnahmen, Zahnpräparationen, Abdrücken, Bissnahmen und Eingliedern von Provisorien wird eine Zeit zwischen vier und acht Stunden Narkosedauer benötigt. Die Nachbeschwerden (z. B. Schwellungen, Muskelkater und Halsbeschwerden sowie depressive Verstimmungen) können bis zu einer Woche andauern.

7. Weil in der Vollnarkose eine Mitarbeit des Patienten (z. B. bei der Bisskontrolle) nicht möglich ist, können nicht alle medizinisch notwendigen Schritte unternommen werden.

Lachgas

Alternativ zur Vollnarkose gibt es die Lachgassedierung, die vor allem bei behandlungsunwilligen Kindern eingesetzt wird. Das Kind bekommt über eine Gummimaske, die über die Nase gestülpt wird, Sauerstoff und Lachgas zugeführt. Manche Kinder wehren sich gegen diese fremde, seltsam riechende Maske. Gelingt es jedoch, eine Minute lang das Gas einwirken zu lassen, so lösen sich Angst und Gegenwehr, die Stimmung hellt sich auf, und das Kind gerät in eine Art Rauschzustand. Die Behandlung kann beginnen, das Kind ist nun für Suggestionen empfänglich. Häufig werden Hypnose und Lachgas kombiniert angewendet.

Die Praxen, die damit arbeiten, sind sehr zufrieden mit den sich daraus ergebenden Möglichkeiten. Untersuchungen zeigen, dass viele mit Lachgas behandelte Kinder zu einem späteren Zeitpunkt auch ohne Lachgassedierung behandelt werden konnten. Ein kleiner Prozentsatz der Patienten erlebt den durch Lachgas herbeigeführten Rauschzustand allerdings als bedrohlich.

Dormicum

In seltenen Fällen extremer Ängste kann bei einem Patienten, der jahrelang den Zahnarztbesuch vermieden hat, die Gabe von chemischen Angstlösern (z. B. Valium, Dormicum) sinnvoll sein.

Der Patient muss dabei sorgfältig überwacht werden, und auch die Dosierung sowie Risiken und Nebenwirkungen der chemischen Angstlöser muss man im Auge behalten. Als Gefahr nicht zu unterschätzen ist auch das hohe Suchtpotenzial von chemischen Angstlösern – man fühlt sich mit diesem Medikament schließlich gut und angstfrei und ist versucht, es auch in anderen Situationen zu nehmen.

Phobisch reagierende Patienten sind zunächst nur schwer ansprechbar, weil sie einen sehr hohen Adrenalinspiegel haben, der ein vernünftiges Gespräch kaum zulässt. Nach einer Gabe von Dormicum verlieren diese Patienten jedoch ihre Angst. Nach ein bis zwei Behandlungen mittels Dormicum baut sich manchmal die Zahnbehandlungsangst ab; in weiteren Sitzungen können diese Patienten dann leichter behandelt werden.

Kontraindikationen von Vollnarkose und Sedierung

Kontraindikationen bestehen bei Schwangerschaft, Stillperioden, schlechtem Allgemeinzustand und Leberproblemen. Außerdem gibt es nicht unerhebliche Gefahren in der Kombination mit anderen Stoffen wie Alkohol und Opiaten. Man darf vor einer Behandlung mit Dormicum keine valiumverwandten Beruhigungs- oder Schlafmittel nehmen, da diese die Wirkung von Dormicum unkontrolliert verstärken können.

Eine relative Kontraindikation ist die hohe psychologische Suchtgefährdung dieses Medikaments; beachtet werden muss auch, dass die Angstreaktion unverändert bestehen bleibt, wenn eine Sedierung oder eine Vollnarkose vorgenommen wird, ohne dass der Patient an seiner Angst arbeitet.

Der unter Dormicum (oder auch Valium) stehende Patient muss durch eine Begleitperson nach Hause gebracht werden.

Er darf selbst unter keinen Umständen Auto fahren oder einer verantwortungsvollen oder maschinellen Tätigkeit nachgehen.

Des Guten zu viel

Ein sehr ängstlicher Patient, Herr Sch., wurde mit einer geringen Dosis Dormicum beruhigt. Der Patient lag bereits auf dem Zahnarztstuhl und wartete auf die Behandlung. Eine Zahnarzthelferin saß neben ihm, während der Zahnarzt gerade im Nebenraum telefonierte. Plötzlich reagierte der Patient ungewöhnlich: Seine Pupillen waren stark erweitert, sein Atem war extrem flach und er nicht mehr ansprechbar. Panikartig holte die Zahnarzthelferin den Zahnarzt zu Hilfe, der das Problem löste, indem er sofort mit der Behandlung begann. Infolgedessen kam es zu einem Adrenalinschub beim Patienten und damit einhergehend wieder zur Ansprechbarkeit.

Wie sich anschließend herausstellte, hatte der Patient an den vorausgehenden fünf Abenden jeweils 20 Milligramm Valium eingenommen, um seine Ängste zu bekämpfen. Valium jedoch baut sich erst über mehrere Tage ab und addiert sich mit der Wirkung von Dormicum. Aus diesem Grund muss die Atmung und die Sauerstoffsättigung des Blutes mit einem Pulsoximeter überwacht werden. Eine Plastikmanschette wird hierbei über einen Finger gestülpt – auf diese Weise werden die physikalischen Reaktionen über ein Aufzeichnungsgerät für den Zahnarzt sichtbar und hörbar gemacht. So kann er den Zustand seines Patienten besser kontrollieren und schneller eingreifen, wenn es zu Komplikationen kommt.

Die zahnärztliche Behandlung

Vor der Behandlung

Stellen Sie sich Folgendes vor: Sie müssen zum Zahnarzt, haben bereits all Ihren Mut zusammengenommen und einen Termin vereinbart. Sie ertappen sich allerdings dabei, wie Sie daran denken, Ihren Gang zum Zahnarzt abzusagen oder unentschuldigt fernzubleiben. Sie ärgern sich über sich selbst und nehmen sich vor, sich gezielt auf den Gang zum Zahnarzt vorzubereiten.

Wir helfen Ihnen dabei, indem wir Ihnen unterschiedliche Möglichkeiten für eine optimale Behandlung anbieten. Diese Vorbereitungsübungen können Sie zu Hause absolvieren. Sie dienen dazu, Ihnen den Mut zu machen, der notwendig ist, um sich einer zahnärztlichen Behandlung unterziehen zu können.

Gedankenaustausch

Sie machen diese Übung in einem ungestörten Rahmen und benötigen etwa 20 Minuten Zeit.

1. Setzen Sie sich bequem hin, schließen Sie Ihre Augen und atmen Sie drei- bis viermal tief ein und aus.

2. Nun denken Sie an drei bis vier Misserfolge, die es verhin-
   dert haben, dass Sie zum Zahnarzt gingen. Wenn Sie nur
   ein Beispiel finden, ist es übrigens auch nicht schlimm.
   Entscheidend bei dieser Übung ist, die einschränkenden
   Gedanken und Gefühle genau zu identifizieren. Lassen
   Sie sich Zeit.

3. Gehen Sie nun bei jedem einzelnen Beispiel mit Ihrer
   Aufmerksamkeit zu dem kritischen Punkt, an dem die
   vermeidenden Kräfte über die konstruktiven die Ober-
   hand gewonnen haben. Dann halten Sie inne und fragen
   sich: Was denke ich? Was fühle ich? Erforschen Sie sich
   sehr sorgfältig und geben Sie nicht zu früh auf. Man denkt
   und fühlt fast immer irgendetwas, es ist lediglich die Frage, wie fein Ihre Wahrnehmung eingestellt ist. Fassen Sie
   das, was Sie entdeckt haben, so knapp wie möglich zusammen (in einem sehr bündigen Satz).

4. Nun tauschen Sie den einschränkenden Gedanken und
   das einschränkende Gefühl gegen einen aufbauenden Gedanken und ein aufbauendes Gefühl aus. Formulieren Sie
   hierzu auch wieder zwei einfache, knappe Sätze. Merken
   Sie sich diese Sätze gut – am besten schreiben Sie sie auf.

5. Nun binden Sie die beiden neuen Sätze in einen neuen
   Verhaltensablauf ein: Sie stellen sich vor, dass Sie zum
   Zahnarzt gehen und dann auf dem Weg dorthin weiche
   Knie bekommen. In diesem Moment sagen Sie sich intensiv und mit Nachdruck Ihre beiden neu formulierten Sätze vor. Üben Sie den Weg zum Zahnarzt in Ihrer Vorstellung mehrmals – je öfter, desto besser.

Sich Unterstützung holen

Bitten Sie einen Bekannten oder Freund, Sie auf dem Weg zum Zahnarzt zu begleiten und auch beim Zahnarzt auf Sie zu warten. Besprechen Sie mit ihm vorher unbedingt, was er zu tun hat, wenn Sie weiche Knie bekommen und auf dem Weg zum Zahnarzt bereits wieder umkehren wollen.

Geben Sie Ihrem Bekannten oder Freund die Erlaubnis, Sie mit »sanfter Gewalt« in die Praxis bringen zu dürfen. Sagen Sie ihm vorab, dass alle Mittel, die dem Zahnarztbesuch dienen, auch gestattet sind. Sagen Sie das ehrlich und aufrichtig – denn nur wenn Sie dies im Vorfeld des Zahnarztbesuches klar definiert haben, wird Ihr Freund oder Bekannter auch klar und deutlich auf Ihre Wünsche eingehen können.

Tun Sie das am besten schriftlich und verpflichten Sie sich in einem eigenen »Vertrag« dazu. Kündigen Sie in Ihrem Bekanntenkreis an, dass Sie zum Zahnarzt gehen werden – machen Sie es sich selbst einfach so schwer wie möglich, von Ihrem eigenen Vorsatz wieder abzukommen.

Kraftsymbol

Nehmen Sie ein kleines Symbol zum Zahnarzt mit, das Sie Kraft fühlen lässt. Das könnte z. B. ein kleiner Stein sein, ein Kreuz, ein Ring oder etwas anderes, das in Ihre Hosentasche passt. Verbinden Sie mit diesem Symbol in Ihrer Vorstellung positive, ermutigende und kraftvolle Szenen. Denken Sie intensiv und aufmerksam an diese Szenen und drücken Sie in diesem Moment Ihr Symbol fest in der Hand. Wiederholen

Sie das mehrmals; hierdurch erzeugen Sie einen Konditionierungsvorgang, der Ihnen in kritischen Situationen helfen kann.

Wenn Sie auf dem Weg zum Zahnarzt sind, halten Sie Ihr Symbol in der Hand und drücken es dann recht kräftig, wenn Sie Angst aufkommen spüren. Sie werden sehen: Die Kraft, die Sie vorher gedanklich auf das Symbol übertragen haben, wird nun zu Ihnen zurückkehren und Sie diesen Moment der Angst durchstehen lassen.

Während der Behandlung

Wie kann ich mich ablenken?

Nehmen wir an, dass Sie sich gut auf den Zahnarztbesuch vorbereitet haben, nun auf dem Zahnarztstuhl sitzen und auf die Untersuchung oder Behandlung warten. Bei aufkommender Unruhe und Angst haben Sie verschiedene Möglichkeiten; Voraussetzung ist allerdings, dass es Ihnen gelingt, Ihre Aufmerksamkeit von der Behandlung oder Untersuchung auf andere Situationen oder Vorstellungen umzulenken.

Dies sind Ihre Alternativen:

- Konzentration auf den Atem
- Konzentration auf ein angenehmes oder spannendes Erlebnis
- gezielte und konzentrierte Umdeutung der Geschehnisse in der Zahnarztpraxis

Konzentration auf den Atem

Sie wissen ja bereits, dass Angstgefühle sich über den Atem beeinflussen lassen. Wenn es Ihnen gelingt, weiter ruhig und tief und ohne Unterbrechung in den Bauch zu atmen, während Ihre Angst sich ausbreiten will, dann können Sie sie auf diese Weise bremsen. Sie müssen hierzu jedoch Ihre eigene Angst identifizieren (»Ich habe Angst und erkenne dies an verschiedenen Körperreaktionen«), Ihren Atem vertiefen und Ihre Gedankenkraft ganz gezielt und konzentriert auf Ihren veränderten Atem richten.

Wenn Sie diese Atemübung gut beherrschen und Ihre gesamte Konzentration auf Ihren Atem richten, sollten Sie, zumindest theoretisch, keine Angst mehr haben. Es ist schließlich keine Aufmerksamkeit mehr für die Angst übrig. Sie sind vollkommen ruhig und ausschließlich bei Ihrer Atmung.

Da es aber eher unwahrscheinlich ist, diesen Zustand perfekt zu erreichen, werden Sie vermutlich eher Folgendes erleben: Sie sind gerade dabei, Ihre Atmung gezielt auf die tiefe Bauchatmung umzustellen, und merken, dass in diesem Moment wieder die Angst heranschleicht. Sie müssen diese negativen Gefühle also möglichst schnell abdrängen. Hierbei hilft Ihnen wieder Ihre Fantasie: Stellen Sie sich z. B. vor, dass Sie einen großen Besen in der Hand haben und die aufkeimenden Angstfasern an den Straßenrand Ihrer Aufmerksamkeit fegen. Je intensiver Ihnen diese Vorstellung gelingt, desto effektiver wird die Angst abgedrängt. Sie können sich auch vorstellen, dass Sie an einem Fluss sitzen und die heranschleichende Angst einfach ins Wasser werfen. Auch hier gilt: Je intensiver diese Vorstellung, desto besser das Resultat.

Konzentration auf ein angenehmes oder spannendes Erlebnis

Diese Vorbereitungsübung können Sie bereits zu Hause, noch vor der zahnärztlichen Behandlung, machen. Denken Sie an etwas sehr Schönes (oder Spannendes). Wenn diese Gedanken oder Erinnerungen noch mit einer körperlichen Aktivität (z. B. einer Wanderung in den Bergen oder dem Schwimmen im Meer) verbunden sind, umso besser. Während Sie an dieses Erlebnis denken, stellen Sie sich nun die folgenden Fragen:

• Welche Farbe würde ich ganz speziell diesem Erlebnis zuordnen?
• Was würde ich wohl hören, wenn ich dieses Erlebnis in etwas Hörbares verwandeln könnte?
• Wenn ich dieses Erlebnis intensiv spüren könnte – wie würde es sich in meinem Körper anfühlen?
• Welchen typischen Geruch hat dieses Erlebnis?

Es ist nicht so wichtig, sich auf alle Fragen eine Antwort geben zu können. Wichtiger ist, dass Sie sich in Ihre Antworten konzentriert vertiefen. Wenn Sie z. B. die Farbe Blau Ihrem Erlebnis zuordnen und auch noch Geigenmusik fantasieren (also etwas Hörbares), unterlegen Sie Ihr angenehmes oder spannendes Erlebnis zusätzlich mit diesen Qualitäten. Stellen Sie sich z. B. vor, Sie hätten eine Brille auf, durch die Sie alles bläulich sehen, und währenddessen hören Sie Geigenmusik.

Wenn Sie sich dieser Aufgabe intensiv widmen, dann bleibt nicht mehr viel Aufmerksamkeit übrig, die Sie auf die zahnärztliche Behandlung lenken können. Genau das ist das Ziel dieser Übung: Je mehr Aufmerksamkeit Sie für ein inneres Erlebnis aufbringen, desto weniger wird Sie die zahnärztliche Behandlung stören.

Gezielte und konzentrierte Umdeutung der Geschehnisse in der Zahnarztpraxis

Vor oder während einer zahnärztlichen Behandlung ist im Behandlungszimmer eine Menge los. Es gibt Sauggeräusche, Scheren oder andere Instrumente klimpern, die Tür geht auch mal auf, es wird gesprochen; außerdem sind die Lichtverhältnisse sehr künstlich, ganz abgesehen von den unterschiedlichsten Gerüchen. Kurz: Sie sind einer starken Reizflut ausgesetzt.

Anstatt sich nun gezielt abzulenken, wie Sie das bei den letzten Methoden getan haben, tun Sie nun das genaue Gegenteil. Sie greifen all das auf, was Sie in dieser Situation wahrnehmen, und deuten es einfach um. Der Sauger könnte zu einem Staubsauger werden, mit dem Sie Ihr Auto an der Tankstelle säubern; die Bohrgeräusche können Sie in eine Szene einbauen, in der die kostbarsten Edelsteine geschliffen werden. Wenn viel gesprochen wird, stellen Sie sich eine Wartehalle am Bahnhof vor. Das Klappern des Behandlungsbestecks könnte danach klingen, als würde ein Ober in einem guten Restaurant gerade den Tisch decken. Das helle Licht im Behandlungszimmer könnte Sie ans Meer versetzen, wo Sie mit geschlossenen Augen am Sandstrand Sonne tanken. Der geöffnete Mund könnte Sie an ein staunendes Kind erinnern.

Sie sehen: Je verrückter und absurder Ihre Gedankenkonstruktionen sind, desto besser werden Sie die Behandlung ertragen können. Seien Sie kreativ und erlauben Sie sich, die unmöglichsten Dinge zu denken.

Was tun, wenn es trotz Spritze noch wehtut?

Das kann passieren, diese Frage ist also berechtigt. Nicht immer gelingt es dem Zahnarzt, trotz hocheffizienter Analgetika absolute Schmerzfreiheit zu erzeugen. Dass Sie trotz Spritze noch Schmerzen haben, kann folgende Ursachen haben:

1. Der Zahnarzt hat zu wenig Analgetikum gespritzt, sodass der Nerv noch nicht richtig betäubt ist.

2. Sie sprechen schlecht auf Analgetika an. Es gibt einen kleinen Prozentsatz von Patienten, die sehr verzögert auf die Gabe von Betäubungsmitteln ansprechen. Vor allem im Unterkiefer kommt es vor, dass der Nerv nicht richtig getroffen wird, weil er für den Zahnarzt schwer zugänglich ist. Manchmal dauert es bis zu einer Stunde, bis die Wirkung der Betäubung einsetzt. Wenn Sie wissen, dass

es bei Ihnen lange dauert, besprechen Sie dies bitte mit Ihrem Zahnarzt. Sie können sich nach dem Einspritzen noch ins Wartezimmer setzen und sich dann melden, wenn Sie merken, dass Ihre Lippe taub geworden ist. Sie können die Betäubungswirkung auch selbst beschleunigen, wenn Sie kräftig die Zähne zusammenpressen, auf Watteröllchen beißen oder auch Kaugummi kauen.

3. Es besteht bei Ihnen eine Überempfindlichkeit gegenüber Schmerzen.

Machen Sie in jedem Fall Ihren Zahnarzt darauf aufmerksam, dass die Behandlung trotz Spritze für Sie noch schmerzhaft ist. Der Zahnarzt hat die Möglichkeit, nachzuspritzen und so nachträglich Schmerzfreiheit herzustellen. Für den Fall, dass auch dies nichts nützt, vereinbaren Sie mit Ihrem Zahnarzt ein Zeichen, das Sie ihm dann geben, wenn die Behandlung für Sie noch immer schmerzhaft ist. Dann kann der Zahnarzt die Behandlung kurzzeitig unterbrechen, bis das Betäubungsmittel wirkt.

Auf diese Weise sind Sie nicht vollkommen hilflos der Behandlung ausgeliefert, sondern gestalten sie interaktiv mit. Ein Gefühl absoluter Hilflosigkeit kann dazu führen, dass die Schmerzschwelle stark herabgesenkt und die Empfindlichkeit für Schmerzen erhöht wird.

Wie kann ich während der Behandlung mit dem Zahnarzt kommunizieren?

Im Allgemeinen kann der Patient während der zahnärztlichen Behandlung nicht oder nur eingeschränkt sprechen. Diese Situation leistet einem Gefühl der Hilflosigkeit Vorschub. Gerade bei der zahnärztlichen Behandlung kommt es jedoch häufig zu unangenehmen Empfindungen, die dann für den Patienten nur schwer verbalisierbar sind. Hinzu kommt möglicherweise noch ein schlechtes Gewissen, den Zahnarzt bei seiner Arbeit zu stören.

Mögliche Störfaktoren einer zahnärztlichen Behandlung sind:

• Der Zahnarzt kneift den Patienten mit einem Instrument versehentlich in die Backe.
• Auf die Zunge wird schmerzhafter Druck ausgeübt.
• Man hat einen unangenehmen Geschmack auf der Zunge.
• Der Patient kämpft mit dem Würgereflex.
• Er hat das Gefühl, keine Luft mehr zu bekommen.
• Die starre Körperhaltung im Behandlungsstuhl wird als schmerzhaft empfunden.
• Man hat den plötzlichen Drang, auf die Toilette zu müssen.
• Plötzlich kommt ein Enge- oder Angstgefühl auf.

Da Sie sich während der Behandlung sprachlich nicht mitteilen können, sollten Sie vorab mit Ihrem Zahnarzt vereinbaren, woran er erkennen kann, dass er seine Arbeit kurzzeitig unterbrechen soll. Dafür ist es notwendig, dass Sie mit ihm ein Signal vereinbaren. Bewährt hat sich hier das Ampelsystem. Dieses System kann sowohl bei Kindern als auch bei Erwachsenen angewandt werden.

Das Ampelsystem für Kinder

Zahnärzte, die auf die Behandlung von Kindern spezialisiert sind, erklären den Kleinen, wie sie mit ihrem Arm die Bereitschaft zur Behandlung bzw. Störungen signalisieren.

Wenn der linke Arm auf der Lehne des Behandlungsstuhls liegt, heißt das für den Zahnarzt, dass er seine Arbeit unterbricht, so, als wäre eine Ampel auf Rot geschaltet. Bei leichten Störungen oder Irritationen (z. B. einem leisen Schmerz im Hintergrund) hebt das Kind den Arm leicht an (die Ampel steht auf Gelb), um dies dem Zahnarzt zu signalisieren. Bei Behandlungsbereitschaft nimmt das Kind seinen Arm ganz nach oben und teilt dem Zahnarzt auf diese Weise mit, dass alles in Ordnung ist (die Ampel steht auf Grün).

Dieses System ist außergewöhnlich effektiv, weil es dem Kind erlaubt, aktiv an der Behandlung teilzunehmen, und so dem Gefühl des Ausgeliefertseins vorbeugt. Falls der Zahnarzt dieses System nicht kennt, können es ihm das Kind oder auch die Eltern erklären. Jeder einfühlsame Zahnmediziner wird dieses Signalsystem akzeptieren.

Das Ampelsystem für Erwachsene

Bei Erwachsenen funktioniert es genau anders herum: Weil man für gewöhnlich den Arm nicht gern über längere Zeit anhebt, sollte man ihn nur dann heben, wenn man eine Irritation oder Pause anzeigen möchte.

Scheuen Sie sich nicht, dem Zahnarzt Ihre Gefühle oder Empfindungen mitzuteilen; manchmal sind es die ganz kleinen Dinge, die Ihnen Unwohlsein bereiten und die der Zahnarzt schnell abstellen kann (z. B. wenn etwas im Mund drückt oder zwickt, kann eine kleine, minimale Lageveränderung bereits helfen).

Als Pausenzeichen hat sich übrigens vor allem bei Kindern auch das so genannte Kicherschwein bewährt. Das Kicherschwein ist ein Stofftier, das das Kind während der Behandlung in den Händen hält. Wenn das Tier gedrückt oder geschüttelt wird, fängt es laut an zu lachen. Das laute Lachen des Schweins dient als Pausenzeichen. Schnell kann sich auf diese Weise die belastende Situation für das Kind in etwas Lustiges verwandeln. Und Lachen entkrampft bekanntlich.

Woher weiß ich, was der Zahnarzt tut?

Sie liegen bereits auf dem Behandlungsstuhl. Der Zahnarzt hantiert mit den unterschiedlichsten Instrumenten und Materialien – und Sie fragen sich, wozu die Instrumente und Materialien wichtig sind.

Manche Patienten wünschen, dass sie über sämtliche Behandlungsschritte, die der Zahnarzt vornimmt, unterrichtet werden wollen. Gehören Sie zu dieser Gruppe, so bitten Sie Ihren Zahnarzt im Vorfeld der Behandlung, Sie über alles, was er tut, aufzuklären. Er soll mit Ihnen während der Behandlung im Gespräch bleiben und Sie über die verschiedenen Behandlungsschritte auf dem Laufenden halten.

Andere Patienten hingegen wollen gerade nicht wissen, was der Zahnarzt tut oder noch tun wird. Sie erleben das Sprechen über die Behandlungsschritte eher als Bedrohung und psychische Belastung. Auch hier gilt: Teilen Sie sich vorab Ihrem Zahnarzt darüber mit. Gehören Sie zu dieser Gruppe, so bitten Sie ihn, Sie nicht über die verschiedenen Behandlungsschritte zu unterrichten. Nehmen Sie sich für den Fall der Fälle einfach einen MP3-Player mit und hören Sie die Musik oder Texte, die Sie am meisten ablenken.

Schmerz:
Entstehung, Erleben und Veränderung

Trotz der Fortschritte in der Zahnmedizin und der Anästhesie gehen noch immer die wenigsten Menschen gern zum Zahnarzt. Die zentrale Ursache dieses Phänomens scheint die Angst vor Schmerzen zu sein; diese Angst fördert die allgemein feindselige Haltung gegenüber den Zahnmedizinern. Doch was ist eigentlich Schmerz?

Sie kennen sicherlich Situationen in Ihrem Leben, in denen Sie sich über Ihr eigenes Schmerzempfinden und -erleben gewundert haben. Vielleicht hatten Sie sich verletzt und spürten trotzdem nichts – vielleicht hatten Sie sich bei einer Sportart, bei der Sie sich sehr konzentrieren mussten, einen Zehennagel eingerissen und merkten dies erst, als Sie Ihre Schuhe auszogen. Offenbar gibt es also Einflussgrößen, die Schmerzen dämpfen oder vollkommen in den Hintergrund treten lassen, ohne dass es Ihnen bewusst ist. Wer diese Vorgänge versteht, kann dieses Wissen bewusst anwenden, um gegen mögliche Schmerzzustände vorzugehen.

Zunächst sollten wir jedoch definieren, was Schmerz überhaupt ist. Und schon taucht ein Problem auf: Man könnte nämlich vermuten, dass die empfundenen Schmerzen umso größer sind, je größer eine Wunde ist. Doch das stimmt nicht: Untersuchungen mit Kanülen, deren Durchmesser unterschiedlich groß war und die in die Haut von

Versuchspersonen gestochen wurden, zeigten, dass es keine Unterschiede in der erlebten Schmerzstärke gab (Kent & Blinkhorn 1993).

Die Definition von Schmerz

Schmerz ist eine unangenehme Empfindung, die oft (aber nicht immer!) mit einer akuten oder drohenden physischen Verletzung verbunden ist. Schmerz ist objektiv nicht messbar; er ist hoch individuell und subjektiv und ausschließlich aus dem Verhalten der Person zu schließen und zu verstehen.

Die Komponenten des Schmerzes

Man unterscheidet drei Kategorien oder Komponenten des Schmerzes:

1. die sensorische Komponente

2. die affektive Komponente

3. die kognitive Komponente.

Die sensorische Komponente

Nehmen wir einmal an, Sie verbrennen sich einen Finger an einer heißen Herdplatte: Die sensorische Komponente sagt Ihnen, wo Sie Schmerzen haben (Lokalisation), nämlich an der betroffenen Stelle Ihres Fingers. Außerdem informiert sie Sie über die Stärke des Schmerzes und den zeitlichen Ablauf der Schmerzentstehung. Während Sie Ihren verbrannten Finger fühlen, entsteht vielleicht das Bild in Ihnen, als hätte man Ihnen 1000 Nadeln in den Finger gestochen – und gleichzeitig wissen Sie, dass Sie die Verbindung zur Quelle des Schmerzes, nämlich der heißen Herdplatte, unterbrochen haben. Sie haben Ihren Finger von ihr entfernt.

Die affektive Komponente

Nun nehmen wir an, dass sich neben dem Herd die Spüle mit einem Wasseranschluss befindet. Instinktiv werden Sie das kalte Wasser andrehen und Ihren Finger unter den kalten Wasserstrahl halten.

Die affektive Komponente sorgt also dafür, dass Sie als Reaktion auf den erlebten Schmerz irgendetwas tun, um den Schmerz zu dämpfen (oder aber Sie tun nichts und nehmen eine Schonhaltung ein).

Die kognitive Komponente

Für die kognitive Komponente spielen Ihre früheren Erfahrungen und Erwartungen eine Rolle. Gehen wir davon aus, dass Sie sich schon einmal die Finger verbrannt haben. Damals hatten Sie schnell reagiert und den Finger zehn Minuten unter eiskaltes Wasser gehalten. Infolgedessen waren die Schmerzen abgeklungen und nach zwei bist drei Tagen vollkommen vergessen.

Dieses Wissen fließt bei der Bewertung der aktuellen Brandwunde am Finger in Ihr Verhalten und Erleben ein. Sie könnten zu dem Schluss gelangen, dass die kleine Verletzung an Ihrem Finger gar nicht so schlimm ist wie im ersten Moment vermutet. Dieser neue Bewertungsrahmen wird Ihnen helfen, die auftretenden Nachschmerzen der Brandwunde einfacher und schneller zu verarbeiten.

Die Gate-Control-Theorie

Bis vor kurzem führte man die Entstehung von Schmerz automatisch auf physische Schädigungen zurück. Der zentrale Gedanke war: Eine durch physische Kräfte ausgelöste Verletzung stimuliert Schmerzrezeptoren; diese melden den Schmerz dem Gehirn, das die physische Irritation schließlich als Schmerz empfindet.

Doch diese – falsche – Betrachtungsweise hat das tiefere Verständnis der Schmerzentstehung stark behindert. Sie führte dazu, dass bei vielen Schmerzfällen, die nicht mit dieser Theorie erklärt werden konnten, nichtorganische Ursachen einfach ausgeblendet oder übersehen wurden – frei nach dem Motto: Wenn keine physische Verletzung sichtbar ist, kann es auch keinen Schmerz geben. Manchmal unterstellte man den Patienten sogar, dass sie sich nur einbildeten, Schmerzen zu haben, in Wirklichkeit aber schmerzfrei seien. Man kann sich gut vorstellen, wie ein Mensch reagiert, der unter höllischen Qualen leidet und man ihm sagt, dass diese nur seiner Fantasie entspringen.

Mittlerweile weiß man jedoch, dass Schmerz nicht nur auf physischen Empfindungen durch Verletzung beruht, sondern auch auf emotionalen Reaktionen. Die emotionalen Reaktionen sind je nach den Umständen des Schmerzgeschehens unterschiedlich. Vereinfacht ausgedrückt besagt die so genannte Gate-Control-Theorie, dass ein Schmerzreiz unterschiedliche Tore in den Leitungsbahnen des Körpers durchschreitet, bis er schließlich als Endreiz wahrgenommen wird (oder auch nicht!).

Während der Reiz die unterschiedlichen Tore passiert, kann er enorme Veränderungen in Qualität oder Bewertung erfahren. An diesen Toren stehen so genannte Torwächter, die den Reiz begutachten, etikettieren und einfärben. Dazu ziehen sie die Lebenserfahrung der Person heran und wirken hierdurch auf den Reiz ein. Zurückliegende Erfahrungen, aktuelle Ängste und Aufmerksamkeiten führen zu einer spezifischen Einfärbung des Reizes. Als Folge öffnet der Torwächter entweder das Tor oder schließt es.

Dieser hochkomplexe Vorgang zeigt, wie sich ein Reiz quasi netzwerkartig im Organismus verbreitet und einen Bedeutungswandel erfahren kann. Schmerzempfindungen und -wahrnehmungen beruhen immer auf einer Wechselwirkung von psychologischen und körperlichen Komponenten. Die Gate-Control-Theorie erklärt, warum viele Frauen die Geburtsschmerzen nicht nur als starken Schmerz wahrnehmen, sondern auch als etwas Positives. Das eigentlich schmerzhafte Geschehen (die starken Muskelkontraktionen und das extreme Dehnen des Gewebes) wird in dem Bedeutungszusammenhang »Nachwuchs/neues Leben« verarbeitet und somit in ein anderes Licht gestellt. Die Torwächter schließen die Tore, die nur den »nackten Schmerz« durchlassen, und öffnen die Tore, die mit Bildern von Babys und tiefer Sehnsucht nach eigenen Kindern zu tun haben (vorausgesetzt, das Kind ist erwünscht).

Psychologische und körperliche Wechselwirkungen

Chronischer Schmerz

Bisher haben wir uns mit akut auftretenden Schmerzzuständen befasst; nun wenden wir uns dem chronischen Schmerz zu. Es gibt hierzu keine klare Definition; man spricht annäherungsweise von einem chronischen Schmerz, wenn er länger als drei Monate andauert. Häufig findet man bei der Untersuchung keine direkte Ursache für die Schmerzen und behilft sich mit dem Erklärungsmodell, dass vergangene Schmerzreize im Schmerzgedächtnis »hängen geblieben« sind und nun dem Menschen das Leben zur Hölle machen. Chronische Schmerzen können regelmäßig oder auch unregelmäßig oder auch vollkommen frei fluktuierend auftreten. Sie sind oft mit Depressionen und dem Gefühl der absoluten Hilflosigkeit verbunden, denn sie lassen sich kaum lindern – manchmal auch gar nicht.

Der chronische Schmerz hat viel mit der Aufmerksamkeit zu tun, die der Betroffene seinem Körper angedeihen lässt. Patienten, die unter chronischen Schmerzen leiden, halten sich häufig sehr lange bei ihren Beschwerden auf. Das kann schließlich dazu führen, dass sie mehr und mehr vom Schmerz dominiert werden.

Menschen, die unter chronischen Schmerzzuständen leiden, müssen häufig tiefgreifende Veränderungen in ihrem Leben hinnehmen. So können im Gefolge chronischer Schmerzen Medikamentenabhängigkeit, Resignation, Inaktivität und zuweilen sogar Suizidgedanken oder -versuche auftreten. Nicht selten entstehen aus chronischen Schmerzen auch Depressionen.

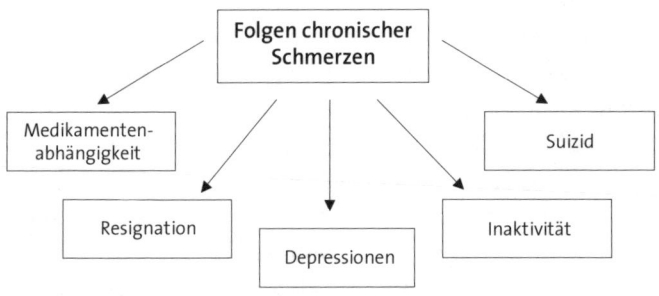

Verdrängte Gefühle können sehr wehtun

Frau S., 54 Jahre, leidet seit etwa 15 Jahren unter chronischen Schmerzen im linken Gesichtsbereich. Sie führt diesen Schmerz auf einen Arbeitsunfall zurück, bei dem sie auf glattem Boden ausrutschte und mit der linken Gesichtshälfte auf die Kante einer Obstkiste fiel. Infolge des Unfalls wurde sie zahnmedizinisch behandelt, weil sie durch die Wucht des Aufpralls zwei Zähne verloren hatte. Frau S. klagte, die zahnärztliche Behandlung habe dazu geführt, dass ihre Schmerzen in der linken Gesichtshälfte ständig zunahmen. Sie wechselte mehrmals den Arzt, doch keiner konnte ihr helfen, die Schmerzen in den Griff zu bekommen. Sie ging zu verschiedenen Neurologen und wurde in zahlreichen

Krankenhäusern eingehend untersucht. Ergebnis: Man fand nichts!

Zu den chronischen Schmerzen gesellten sich bald darauf Schlaflosigkeit, depressive Verstimmtheit und ein Gefühl absoluter Hilflosigkeit. Die Schulmedizin war mit ihrem Latein am Ende. Man sagte der Frau, dass ihre Schmerzen »nur« dem Schmerzgedächtnis entsprangen, und verabreichte ihr unterschiedliche schmerzstillende Medikamente – die aber auch nicht gut halfen.

Schließlich griff Frau S. nach dem letzten Strohhalm und begab sich in die Hände eines Hypnosetherapeuten. In der eingeleiteten Trance bei der zweiten Hypnosesitzung fing die Patientin an, sehr zu weinen. Auf Nachfrage meinte sie, dass sie nicht wisse, warum sie weine. Die Tränen kämen einfach, und es sei ihr peinlich, in Gegenwart des Therapeuten zu weinen. Dann sagte sie einen folgenschweren Satz, relativ leise: »Ich habe meiner Tochter noch nie gesagt, dass ich sie lieb habe.« Mit diesem Satz konfrontiert, erzählte die Patientin, dass ihre einzige Tochter auf die schiefe Bahn geraten sei und im Heroinmilieu von Hamburg lebe, und das schon seit vielen Jahren. Das Verhalten der Tochter entspreche überhaupt nicht dem, was sie und ihr Mann sich von ihr gewünscht hätten. Die Tochter war schon mehrmals in der Psychiatrie gewesen und hatte mindestens drei Suizidversuche hinter sich.

Im Laufe der Therapie stellte sich heraus, dass die chronischen Schmerzen in der linken Gesichtshälfte als ein Versuch des Unbewussten zu bewerten waren, den noch viel unerträglicheren Schmerz über das Unglück der eigenen Tochter und die daraus resultierenden Schuldgefühle zuzudecken. Als die Patientin sich dieser Wahrheit endlich stellte, wieder Kontakt zu ihrer Tochter aufnahm und mir ihr über ihre Gefühle sprach, gingen auch die chronischen Schmerzen spürbar zurück.

Phantomschmerz

»… Ja, ja, ich weiß, er [Kapitän Ahab] war nie übermäßig lustig, und ich weiß, auf der Heimreise damals ist er nicht ganz bei Verstande gewesen eine Weile lang; aber das kam von den grausamen wütenden Schmerzen in dem blutigen Stumpf – jeder musste das begreifen. Ich weiß auch: seit ihm auf der letzten Reise der verfluchte Wal das Bein abgerissen hat, ist er wie schwermütig, verzweifelt schwermütig, und mitunter wild …«[2]

Der einbeinige Kapitän Ahab dürfte wohl eine der bekanntesten Figuren aus der Weltliteratur sein, die unter Phantomschmerzen litten. Bis heute ist nicht genau erklärbar, wie Phantomschmerzen überhaupt entstehen. Rein verstandesmäßig ist kaum fassbar, dass ein Mensch, dem ein Körperteil fehlt, darüber klagt, genau an diesem Körperteil Schmerzen zu empfinden.

Nach klassischer Auffassung stellt man sich die Entstehung von Phantomschmerzen folgendermaßen vor: Die Nerven, die vor der Amputation oder dem Verlust eines Körperteils diesen innerviert haben, innervieren nun den Stumpf. An den beschädigten Nervenenden bilden sich kleine Verdickungen aus Nervengewebe, auch Neuromata genannt; diese Stellen können ausgesprochen schmerzhaft sein. Werden nun diese Neuromata gereizt, so schicken sie Impulse zum Gehirn, wo sie die aberwitzige Illusion hervorrufen, dass der verlorene Körperteil noch vorhanden sei. Die

---

[2] Herman Melville: *Moby Dick*, Frankfurt/Main 1977, S. 129.

Reizung der Neuromata, so die zentrale Idee, führt also zum Phantomschmerz.

Auch die Behandlung von Phantomschmerzen stellt sich als schwierig dar. Brachial anmutende Methoden wie die Zerstörung der Schmerzzentren im Gehirn, die Durchtrennung von Empfindungs- und Schmerzbahnen im Rückenmark oder die Verkürzung des Amputationsstumpfes bleiben in vielen Fällen erfolglos. Meist kehrt der Phantomschmerz schnell wieder zurück.

Aufgrund dieser Erfahrungen neigt man heute zu der Annahme, dass Phantomschmerzen mit dem eigenen Körperbild in Zusammenhang stehen. Unser Körperbild entspricht der Gesamtheit unserer inneren Erfahrungen, wie sich unser Körper im Raum- und Zeitgefüge bewegt. Die »Körperlandkarte« im Großhirn von Menschen, die unter Phantomschmerzen leiden, ist jedoch deutlich verändert. Reize, die mit dem kranken oder fehlenden Körperteil in Zusammenhang stehen, werden in einem immer größeren Teil der Großhirnrinde verarbeitet. Die Folge: Die Wahrnehmungsareale für diese Körperteile dehnen sich – scheinbar – flächenmäßig aus. Man hat den Eindruck, an immer mehr Stellen Schmerzen zu spüren.

Die Psychologie des Schmerzes

Je mehr Sie über Schmerzen wissen, desto geringer wird Ihre Hilflosigkeit gegenüber ihnen sein. So ist Ihnen mittlerweile bekannt, wie komplex sich Schmerz darstellen kann. Zudem ist Schmerz nicht gleich Schmerz. Das Schmerzgeschehen wird durch gewisse Faktoren bestimmt. Zu diesen schmerzmodulierenden Faktoren zählen:

- Erwartung
- Ablenkung
- Glaube
- Hingabe
- Trance und Bewusstseinsveränderungen
- Gruppendruck, -dynamik
- individuelle Frustrationstoleranz u. a.

Im Folgenden betrachten wir die Schmerzwahrnehmung in unterschiedlichen Kulturen und unter verschiedenen sozialen und lerngeschichtlichen Aspekten einmal näher.

Schmerz und kultureller Hintergrund

Vielleicht kennen Sie ja folgende römische Sage, die anschaulich beschreibt, wie Schmerzunterdrückung aussehen kann.

Mucius Scaevola

Porsenna, der König von Clusium in Etrurien, zog mit seinem Heer vor die Tore Roms und belagerte die Stadt. Die Römer, die ihre Freiheit bedroht sahen, zogen sich hinter die Mauern ihrer Stadt zurück und wehrten sich, so gut sie konnten. Die Situation war sehr bedrohlich, und Caius Mucius, ein junger römischer Adliger, fasste den Entschluss, Porsenna zu töten. Heimlich schlich er sich aus der Stadt, verkleidete sich mit einem etruskischen Gewand und fand schnell den Weg in Porsennas Lager. Dort reihte er sich in die Schlange der Soldaten ein, die gerade ihren Sold ausbezahlt bekamen. Am Soldtisch saßen zwei sehr ähnlich aussehende Männer; einer davon musste Porsenna sein – nur wer? Fragen konnte Mucius nicht, sonst hätte er sich verdächtig gemacht. Also überließ er die Wahl, in welchen Körper er den Dolch stoßen sollte, seinem Schicksal. Er stürmte vor und erdolchte – man ahnt es bereits – den Falschen.

Der flüchtende Mucius kam nicht weit; er wurde schnell gefasst und zu Porsenna geführt. Dieser drohte ihm mit der Feuermarter, um Informationen über das Attentat zu erhalten. Mucius verhöhnte den König und hielt, um ihm zu zeigen, wie wenig ihm sein eigener Körper wert war, seine rechte Hand ins lodernde Feuer eines Opferbeckens – so lange, bis sie vollkommen verschmort war. Dann sagte er zu Porsenna: »Sieh her und lerne, wie wenig denen der Körper gilt, die hohen Ruhm vor Augen haben.«

Porsenna, verschreckt von dieser Verachtung für den eigenen Körper, ließ Mucius von den Flammen wegziehen. Der teilte ihm daraufhin mit, dass in Rom noch 300 weitere junge Männer geschworen hätten, Porsenna zu töten. Auf ihn, Mucius, sei das erste Los gefallen. Porsennas Schicksal sei besiegelt. Porsenna bekam es mit der Angst zu tun – mit der Angst vor einem Feind, der immer und überall auf ihn lauern und plötzlich mit einem scharfen Dolch vor ihm stehen konnte. Schließlich willigte er in einen Friedensvertrag ein und zog sich ins Etruskerland zurück. Und Mucius erhielt dafür, dass er seine rechte Hand für Rom geopfert hatte, den Beinamen Scaevola, Linkshand, verliehen.

Im alten Rom galten Tugenden wie Gehorsam, Mut und Verlässlichkeit als heilig. Offenbar war es Mucius mittels extremer geistiger Konzentration und innerer Hingabe an seinen Schwur gelungen, stärkste Schmerzen zu unterdrücken. Diese Faktoren beeinflussen die zentrale Schmerzkontrollinstanz im Gehirn und lassen von dem eigentlichen schmerzhaften Geschehen nur wenig ins Bewusstsein eindringen.

Auch heute finden wir kulturübergreifend sehr unterschiedliche Umgangsformen mit dem Schmerz. Ethnomediziner berichten beispielsweise, dass die Bevölkerung Afrikas mit Schmerzen anders umgeht als die Mitteleuropas. In Afrika wird selten ein Mensch bemitleidet, wenn er Schmerzen hat; er ist hier mehr auf sich allein gestellt und darauf angewiesen, mit seinen Empfindungen irgendwie konstruktiv umzugehen. Wird einem Menschen wenig Aufmerksamkeit zuteil, wenn er Schmerzen hat, so steigt seine individuelle Schmerzschwelle an – die Schmerzwahrnehmung wird also geringer. Bei uns Mitteleuropäern verhält es sich im Vergleich zu Afrika eher umgekehrt: Hier wird einem Menschen viel Aufmerksamkeit zuteil, wenn er leidet und Schmerzen hat. Schmerz hat also hier eine viel höhere soziale Signalwirkung, die mit viel Aufmerksamkeitszuwendung verbunden ist.

Doch auch in Mitteleuropa gibt es Kulturen, in denen Schmerz eher demonstrativ geäußert wird, wie z. B. bei den Italienern, oder eher zurückhaltend, wie z. B. bei den Engländern. Diese Unterschiede und die daraus resultierenden variierenden Schmerzverarbeitungsstrategien sind ausnahmslos kulturell vermittelt – das heißt, dass das Umfeld, in dem eine Person aufwächst, zum Großteil den Umgang mit Empfindungen und Gefühlen formt.

Schmerzempfindung und Schmerztoleranz

Unterschieden werden muss zwischen Schmerzempfindung und Schmerztoleranz. Es spricht viel dafür, dass die neuronalen Leitungsmechanismen für Schmerzreize offenbar bei allen Menschen gleich angelegt sind – unabhängig davon, wie und wo sie leben und unabhängig von ihrem sozialen oder kulturellen Umfeld. Die Schmerzempfindung ist etwa bei allen Menschen ähnlich – die gezeigten Schmerzäußerungen, also die Schmerztoleranz, jedoch signifikant verschieden; je nach dem individuellen Erfahrungshintergrund des Menschen.

Schmerz und Lerntheorien

Die klassische Konditionierung

Sicher haben Sie schon von den klassischen Pawlowschen Konditionierungsexperimenten gehört. Pawlow, ein russischer Mediziner, untersuchte zu Anfang des 20. Jahrhunderts tierisches und menschliches Verhalten. Berühmt geworden ist er mit seinen Hundeexperimenten und der Glocke.

Pawlow fütterte Hunde, während er fast gleichzeitig zum Fütterungsvorgang eine elektrische Glocke läuten ließ. Nach ein paar Versuchen stoppte er die Fütterung und ließ nur noch die Glocke läuten. Das Resultat war eindeutig: Nach-

dem die beiden Reize (Anblick von Fressen und Glockenge-
läut) gekoppelt worden waren, genügte allein das Glocken-
geläut, um bei den Hunden die Speichelproduktion im Maul
so zu erhöhen, als würden ihnen tatsächlich die Fressnäpfe
hingestellt. Das Läuten der Glocke wurde zu einem kondi-
tionierten Reiz für das Fressen. Pawlow fand auch heraus,
wie man diese Konditionierung wieder löschen konnte. Man
musste nur ein paar Mal mit der Glocke läuten, ohne gleichzeitig Fressen anzubieten, und schon verlernte der Hund den
Zusammenhang wieder.

Ähnliche Mechanismen laufen auch beim Menschen ab,
so etwa in der Zahnarztpraxis. Stellen Sie sich vor, Sie lägen
auf dem Zahnarztstuhl, und der Zahnarzt machte den Bohrer an – kurz danach haben Sie Schmerzen. Passiert das ein
paar Mal, so sind Sie bereits das Opfer einer klassischen
Konditionierung geworden. Immer dann, wenn Sie das typische Geräusch des Bohrers hören (und vielleicht auch den
typischen Geruch einer Zahnarztpraxis in der Nase haben),
erhöht sich Ihr Muskeltonus, und der Stoffwechsel im Körper verändert sich. Sie entwickeln in der Folge Schmerzen,
weil fast sämtliche Reize, die Sie umgeben und die Sie wahrnehmen, mit früheren Schmerzerfahrungen verbunden
sind. Diese Lernmechanismen laufen fast immer unbewusst
ab. Vermutlich spielen solche Konditionierungsvorgänge sogar bei chronischen Schmerzen eine große Rolle.

Es ist sogar möglich, durch Konditionierungsvorgänge
die Schmerztoleranzschwelle zu erhöhen. Kehren wir noch
einmal zu Pawlows Hunden zurück: Normalerweise been-
den Hunde sofort das Fressen, wenn mit dem Fütterungs-

vorgang ein schmerzhafter Reiz verbunden ist. Die Tiere ziehen sich zurück, winseln und meiden das Futter. Pawlow konditionierte die Hunde nun darauf, dass sie jedes Mal nach einer mittelstarken elektrischen Reizung etwas zu fressen bekamen. Nach mehrmaligen Versuchen führte das dazu, dass die Hunde die elektrischen Schläge als Signal für die Fütterung verstanden und keinerlei Anzeichen für Schmerz mehr entwickelten. Es schien, als sei das schmerzhafte Erleben ausgelöscht. Pawlows Hunde wurden bei diesem Experiment immer an der gleichen Stelle des Pfote elektrisch stimuliert – wenn der elektrische Reiz jedoch an einer anderen Stelle erfolgte (z. B. an der anderen Pfote), reagierten die Hunde mit den zu erwartenden Schmerzreizen.

Diese Experimente legen den Schluss nahe, dass es bei schmerzhafter Reizung nicht unbedingt immer zu Formen von Schmerzwahrnehmung kommen muss, sondern dass der Schmerz sogar manchmal zum Signal für angenehme Empfindungen werden kann. Die oft beobachtete erhöhte Schmerzbereitschaft von Patienten in der Zahnarztpraxis kann auf diesen Mechanismus zurückgeführt werden.

Die operante Konditionierung

Hat ein Mensch Schmerzen, so sendet er, sofern er sie nicht unterdrückt, Signale an seine Umwelt aus. Diese Äußerungsebenen seiner Schmerzen sind mit bestimmten Konsequenzen verbunden – Menschen aus der Umgebung werden auf seine Äußerungen und seine Signale reagieren. Die Theorie der operanten Konditionierung besagt nun, dass ein

Mensch dazu neigt, ein bestimmtes Verhalten, das sozial belohnt wird, zu wiederholen. Im Umkehrschluss gilt, dass er ein Verhalten nicht wiederholt, wenn es z. B. sozial bestraft oder sanktioniert wird. Machen wir an dieser Stelle ein kleines Gedankenexperiment.

Flucht in die Krankheit

Der 45-jährige Büroangestellte Herr M. muss seinen Arbeitsplatz wechseln. Am alten Arbeitsplatz hat es ihm eigentlich recht gut gefallen, er hatte dort Freunde und fühlte sich wohl. Am neuen Arbeitsplatz ist alles anders; er hat das Gefühl, gemobbt zu werden, und außerdem ist er der Meinung, dass der Chef etwas gegen ihn persönlich hat. Jeden Tag quält er sich zur Arbeit und sehnt sich bereits am Morgen nach dem Feierabend. Herr M. steht unter Stress mit den typischen körperlichen Folgen wie flachem Atem und ständig angespannter Muskulatur. Die angespannte Muskulatur stört Blutzirkulation und Stoffwechsel, und es treten erste körperliche Auffälligkeiten auf, wie z. B. leichter Magendruck, Kopfschmerzen und diffuse Schwindelgefühle. Nach einigen Wochen gesellen sich Gesichtsschmerzen hinzu – die Folge von ständigem Zähneknirschen, mit dem Herr M. seine Frustration abreagiert.

Die Schmerzen verstärken sich so, dass die behandelnde Zahnärztin ihn in die Schmerzambulanz eines Krankenhauses überweist. Er wird krankgeschrieben, das heißt, er kann nun vollkommen legal und mit gutem Gewissen seinem verhassten Arbeitsplatz fernbleiben. Die Folge ist, dass er sich besser fühlt und die Schmerzen wie von selbst verschwinden. Herr M. geht also wieder zur Arbeit und erlebt dort dieselbe Frustration wie zuvor. Kurze Zeit später hat er wieder seine starken Schmerzen im Gesichtsbereich, die schließlich sogar dazu führen, dass er kaum mehr sprechen kann; nicht besonders gut für seine Arbeit, weil Herr M. sehr viel telefonischen Kontakt zu Kunden pflegen muss. Er wird wieder krankgeschrieben. Das alles wiederholt sich mehrmals: ein Teufelskreis, der schließlich dazu führt, dass Herr M. als arbeitsunfähig eingestuft wird.

Bei der Analyse dieses fiktiven Falls (die Autoren kennen jedoch sehr ähnlich gelagerte Fälle) haben wir es mit einem Phänomen zu tun, das »sekundärer Krankheitsgewinn« genannt wird. Um diesem Phänomen auf die Schliche zu kommen, stellt man sich die simple Frage: Mit welchen Vorteilen ist die Krankheit (hier: die Schmerzen) für den Patienten verbunden?

In unserem Beispiel ist die Antwort einfach. Die Schmerzen helfen Herrn M. auf vollkommen legale Weise, der unerträglichen Arbeitssituation zu entkommen. Dieser Weg ist für ihn besser als jeder andere. Mit Hilfe (oder auch dank) der Schmerzen kann er ein anderes Leben führen. Anders ausgedrückt: Die ständigen Frustrationen während seiner Arbeit werden gegen Schmerzen eingetauscht. Natürlich würde Herr M. diese Betrachtungsweise nicht akzeptieren – er würde darauf bestehen, dass er tatsächlich so starke Schmerzen habe, dass er nicht mehr arbeiten könne. Er würde mit Nachdruck behaupten, dass die Schmerzen im Gesicht nicht das Geringste mit seiner Arbeit zu tun haben. Und damit hat er, zumindest subjektiv betrachtet, Recht, denn der Mechanismus der operanten Konditionierung läuft vollkommen unbewusst ab. Seine Schmerzen hatten zur Folge, dass er mit Ruhe und Entspannung belohnt wurde – warum in aller Welt sollte er dann auf Ruhe und Entspannung verzichten, wenn sie doch so einfach zu haben waren?

Der sekundäre Krankheitsgewinn

Ein eher amüsantes Experiment zur operanten Konditionierung beschreibt Jaynes (1988, S. 50): In einer Psychologievorlesung wurden Hörer beauftragt, jeder Frau auf dem Campus, die mindestens ein rotes Kleidungsstück trug, Komplimente zu machen. Man glaubt es kaum, aber nach einer Woche war die Cafeteria so rot wie das Innere einer Kirschmarmeladenfabrik. Die Studenten wandten nun ihr neu erworbenes Wissen um die operante Konditionierung bei einem Professor an. Immer dann, wenn sich dieser Professor während seiner Vorlesung einer bestimmten Ecke näherte, zollten ihm die Studenten große Aufmerksamkeit und lachten schallend über seine Witze. Da der Professor nur die Aufmerksamkeit seiner Zuhörerschaft bekam, wenn er sich der bestimmten Ecke näherte, wiederholte er sein Verhalten – nach dem Motto: Nur wenn ich mich dieser Ecke immer weiter nähere, werde ich mit Aufmerksamkeit belohnt. Dies führte dazu, dass der Professor fast aus dem Hörsaal wegdressiert wurde, ohne dass ihm bewusst war, was vonstatten ging. Belohnungen und Aufmerksamkeitszuweisungen beeinflussen also massiv unser Verhalten und Erleben und unsere Empfindungen.

109

Doch nun zurück zum Schmerzgeschehen. Wir teilen unseren Mitmenschen mit einer ganzen Reihe von Verhaltensmustern mit, dass wir Leid und Schmerzen erfahren, als da wären:

- das gesprochene Wort
- nonverbale Signale wie Jammern, Weinen, tiefe Seufzer
- körpersprachliche Äußerungen wie Mimik (Stirnrunzeln, Zusammenbeißen der Zähne) oder Gestik
- Medikamenteneinnahme
- Arztbesuche, Klinik- und Kuraufenthalte.

Diese Schmerzreaktionen haben allesamt sozialen Signalcharakter. Sie teilen der Umwelt mit, dass der Betroffene Schonung braucht, um wieder in ein gesundes Gleichgewicht zu kommen. Bei Patienten mit chronischen Schmerzen jedoch kann es auch vorkommen, dass sie auch dann noch Schmerzen signalisieren, wenn sie gar keine oder fast keine mehr haben. Hier haben wir es wieder mit dem unbewussten Lernen zu tun, der operanten Konditionierung. Die angenehmen und verstärkenden Konsequenzen, die das Schmerzverhalten mit sich brachten, wirken über das eigentliche Ziel, die Schmerzausschaltung, hinaus.

In der Praxis gehen klassisches und operantes Konditionieren häufig Hand in Hand. Während bei den eigentlichen Ursachen des Schmerzes oft medizinische Gründe vorliegen, sieht es bei der Aufrechterhaltung das Schmerzes anders aus: Hier haben wir es meist mit psychologischen Faktoren zu tun.

Das Modelllernen

Das Verhalten und die Einstellung von Familienmitgliedern und Vorbildern prägt unser eigenes Verhalten und die Wahrnehmung – auch die Schmerzwahrnehmung – enorm. Diese Prägungsformen werden lernpsychologisch auch als Modelllernen bezeichnet. Dabei steht das Maß der Aufmerksamkeit im Vordergrund, das einem bestimmten Verhalten zuteil wird. Haben Sie sich nicht auch schon einmal gefragt, warum manche Kinder auch bei kleinsten Schmerzen und Unannehmlichkeiten aus einer Mücke einen Elefanten machen und ein riesiges Theater veranstalten? Andere Kinder hingegen reagieren bei ähnlichen Situationen vollkommen gelassen und scheinen die Schmerzen oder Unannehmlichkeiten einfach zu ignorieren.

Mit dem Modelllernen lassen sich diese Unterschiede erklären. Die Kinder imitieren das Verhalten, das sie an Familienmitgliedern oder auch Freunden beobachten. Wenn z. B. in einer Familie bereits von einer minimalen Schramme viel Aufhebens gemacht wird und der »Verletzte« im Zentrum der allgemeinen Aufmerksamkeit steht, dann erfährt er, dass bereits kleinste Verletzungen eine große soziale Resonanz haben. Im Gegensatz dazu gibt es Familien, die kleinste Verletzungen kaum beachten und dadurch eine Überdramatisierung verhindern. Wie also im Unfeld des Kindes auf Schmerzen reagiert wird, bestimmt seine eigene innere Einstellung zu Schmerzen.

Wenig verwunderlich in diesem Zusammenhang sind Untersuchungsergebnisse (Birner 1993), die belegen, dass auch die Furcht vor der zahnärztlichen Behandlung und allgemein vor Ärzten eng mit den Einstellungen innerhalb der Familie und dem engen Bekanntenkreis gekoppelt ist.

Interessant ist hier auch der Blick über den Tellerrand unserer Kultur. So gibt es Kulturen, die Schmerz absichtlich herbeiführen, wie z. B. die Eskimos oder auch die alten Spartaner. In diesen Kulturen war und ist es üblich, Kindern schon im frühesten Alter dosierte Schmerzreize zu verabreichen, um sie an Schmerzen zu gewöhnen und den konstruktiven Umgang mit ihnen zu fördern. So fremdartig uns dieser Umgang erscheinen mag, so müssen wir uns doch die Frage stellen, ob der Umgang mit Schmerz in unserer Kultur wirklich besser ist. Wenn eine Kultur keine positiven Lernerfahrungen zum Schmerz bereitstellt (wie es bei uns der Fall ist), dann muss sie sich nicht wundern, dass es Millionen von Patienten gibt, die das Gefühl haben, unter schlimmsten Schmerzen zu leiden.

Die Ausrichtung der Aufmerksamkeit

Wie wir schon gesehen haben, steuert die Ausrichtung unserer Aufmerksamkeit unsere Gefühle und Empfindungen. Wenn Sie Ihre Aufmerksamkeit auf Schmerzen oder Missempfindungen konzentrieren, werden Sie wahrscheinlich feststellen, dass Sie diese dadurch noch verstärken.

Wie ein solcher Vorgang funktioniert, hat die Forscherin Herta Flor eindrucksvoll belegen können. Sie konnte zeigen, dass Bedauern und Mitleid keine allzu guten Möglichkeiten darstellen, Schmerzen zu reduzieren. Herta Flor untersuchte hierzu Patienten mit chronischen Rückenschmerzen und teilte sie in zwei Gruppen auf: In der ersten Gruppe sollten die Lebensgefährten den Patienten gut zusprechen, sie umsorgen und bedauern, sobald sie über Schmerzen klagten. In der zweiten Gruppe waren die Lebensgefährten dazu angehalten, ihre Partner, sobald diese über Schmerzen klagten, einfach abzulenken oder aus dem Raum zu gehen. Das Resultat war eindeutig: Die Patienten, die bemitleidet wurden, hatten im Vergleich zur anderen Gruppe weitaus größere Schmerzen, ja, sie wurden sogar mit der Zeit immer schmerzempfindlicher. Das bedeutet: Unser Gehirn reagiert desto mehr auf Schmerz, je mehr Aufmerksamkeit dem Schmerz zuteil wird. So wie die Aufmerksamkeit eines Menschen gelenkt wird, so fühlt er (sich) auch letztendlich.

Nun zu Ihnen: Wie viel Aufmerksamkeit widmen Sie Ihren Schmerzen? Haben Sie das Gefühl, dass Sie hierbei adäquat, also realitätsgerecht, reagieren oder dass Sie zur Übertreibung Ihrer Schmerzen neigen? Bitte beantworten Sie diese Frage für sich selbst ganz ehrlich. Wenn Sie nämlich zu dem Schluss gelangen sollten, dass Sie zur Übertreibung oder Überschätzung Ihrer Schmerzen neigen, dann können Sie mit ein bisschen Übung dieses Verhalten abstellen. Entscheidend ist hier wieder Ihre Aufmerksamkeit. Sie sollen lernen, sie bewusst so einzusetzen, dass sie sich nicht immer automatisch selbst auf die kleinsten Wehwehchen stürzt; denn das fördert, wie Sie ja eben schon gelesen haben, zusätzlich Ihre erlebten Schmerzen. Wir schlagen Ihnen hierzu folgende Übung vor.

Neukonditionierung durch Neuverknüpfung

Die Neukonditionierung mittels Neuverknüpfung beruht darauf, dass Sie lernen, Ihre Aufmerksamkeit anstatt auf den Schmerz auf andere, positivere Dinge zu lenken. Die Übung ist sehr gut dafür geeignet, mögliche Nachschmerzen nach einer Zahnbehandlung mental zu verändern. Sie können die Übung aber auch mit allen anderen Formen von Schmerzen oder Unwohlsein machen.

1. Nehmen Sie eine bequeme Position ein und schließen Sie die Augen.

2. Richten Sie Ihre gesamte Aufmerksamkeit auf Ihre Schmerzen, so, als könnten Sie Ihre Schmerzen leibhaftig sehen. Bleiben Sie ein paar Sekunden dabei.

3. Denken Sie nun bewusst etwa zehn Sekunden lang an ein schönes Erlebnis, z. B. an einen schönen Urlaub. Sie müssen sich wahrscheinlich mental disziplinieren, um Ihre Aufmerksamkeit von den Schmerzen abzulenken. Fragen Sie sich, mit welchen Bildern, Geräuschen, Gerüchen oder auch Gefühlen diese Erinnerung verbunden ist.

4. Kehren Sie nun mit Ihrer Aufmerksamkeit zu den Zahnschmerzen zurück – etwa zwei bis drei Sekunden lang.

5. Dann richten Sie Ihre Aufmerksamkeit wieder auf das schöne Erlebnis (wieder etwa zehn Sekunden lang).

6. Kehren Sie nun mit Ihrer Aufmerksamkeit zu den Zahnschmerzen zurück – etwa vier bis fünf Sekunden lang.

7. Dann richten Sie Ihre Aufmerksamkeit wieder auf das schöne Erlebnis (wieder etwa zehn Sekunden lang).

8. Kehren Sie nun mit Ihrer Aufmerksamkeit zu den Zahnschmerzen zurück – etwa sechs bis sieben Sekunden lang.

Machen Sie auf diese Weise etwa fünf bis sechs Durchgänge. Je öfter Sie üben, desto leichter wird es Ihnen fallen, Ihre Aufmerksamkeit umzustellen. Durch diese Übung kommt es zu einer Durchmischung der Schmerzen mit einem positiven Gefühl. In der Folge verlieren sie einen Teil ihrer Wirkung: Sie werden schwächer. Diese Übung können Sie bei fast allen auftretenden Schmerzen machen (ausgenommen extrem starke Schmerzen). Ihr Organismus lernt die Umstellung der Aufmerksamkeit und die daraus resultierenden Veränderungen in Ihrem Empfindungshaushalt auf erstaunlich schnelle Weise. Probieren Sie es einfach aus.

Wir haben diese Übung einigen Patienten erklärt und sie gebeten, statt mit Schmerztabletten ihre postoperativen Schmerzen mit dieser Übung zu reduzieren. Die Ergebnisse waren allesamt positiv. Hier der Bericht einer 43-jährigen Krankenschwester, die ihre Nachschmerzen nach einer Weisheitszahnoperation mit der Methode der Neukonditionierung durch Neuverknüpfung reduzierte.

Schmerzen wegdenken

Nach der Operation ging ich nach Hause. Auf dem Weg dorthin kühlte ich meine dicke Backe. Ich war müde und legte mich zu Hause gleich aufs Sofa. Ich war gespannt, ob die Übung helfen würde; zur Not hatte ich ja auch noch die Schmerztabletten.

Als ich mich auf den Schmerz konzentrierte, hatte ich das Gefühl, dass er stärker wurde: Es hämmerte in meiner Backe wie auf einer Großbaustelle, außerdem zog es sehr unangenehm. Als schönes Erlebnis stellte ich mir eine Urlaubsszene in der Dominikanischen Republik vor, den weißen Sand, die Sonne und das Meer. Das war gar nicht so einfach, weil sich immer wieder der Schmerz in den Vordergrund schieben wollte – dann ging es aber doch. Ich wiederholte die Übung etwa zehnmal bei geschlossenen Augen. Ich glaube, das dauerte so etwa zehn bis 15 Minuten.

Danach testete ich, ob es geholfen hatte. Es war ganz erstaunlich, aber ich hatte das Gefühl, dass die Schmerzen deutlich reduziert waren – und als ich intensiv an den Schmerz dachte, schoben sich wie von Geisterhand unterschiedliche Urlaubsbilder oder -szenen vor mein inneres Auge ...

Kontrollüberzeugungen

Die Kontrollüberzeugung des Patienten ist das Ausmaß seines Glaubens daran, inwieweit er selbst seine (oder die zu erwartenden) Schmerzen in den Griff bekommen wird. Menschen mit einer starken Kontrollüberzeugung sind im Allgemeinen Schmerzen nicht so hilflos ausgeliefert wie Menschen, die eine geringe Kontrollüberzeugung aufweisen. Der Schmerzforscher Paul Nilges führt hierzu eine wissenschaftliche Untersuchung an (1991), bei der Patienten mit Kopf- und Gesichtsschmerzen befragt wurden, ob sie ihre Beschwerden selbst beeinflussen konnten. Zwanzig Prozent der Befragten bejahten. Befragte man gesunde Personen, so antworteten 80 Prozent mit Ja.

Mit der Theorie der Kontrollüberzeugung kann auch das merkwürdige Phänomen des Wartezimmereffekts gut erklärt werden. Höchstwahrscheinlich kennen Sie dieses Phänomen aus Ihrer persönlichen Erfahrung: Sie haben Zahnschmerzen und vereinbaren einen Termin beim Zahnarzt. Im Wartezimmer stellen Sie erstaunt fest, dass ein Großteil Ihrer Schmerzen wie von Zauberhand plötzlich verschwunden ist. Hierbei spielt die Situationsbewertung offenbar eine große Rolle. Das Schmerzempfinden wird offenbar geringer, je mehr der Patient das Gefühl entwickelt, dass er mit seinen Problemen in professionellen Händen ist – dass also Rettung naht. Im Gegensatz dazu werden die Schmerzen stärker, je hilfloser der Patient sich in seiner Situation fühlt. So betrachtet wirkt bereits der Gedanke an einen Arzt, der bereitsteht, wie eine gute Schmerztablette.

Kontrollüberzeugungen spielen offenbar auch bei der Vorhersage möglicher Schmerzen eine herausragende Rolle. Bisher ist die Frage ungeklärt, ob man den Patienten besser auf drohende Schmerzen aufmerksam machen sollte oder nicht. Es gibt zahlreiche Berichte von Zahnärzten, die dafür sprechen. Aber es gibt auch ebenso viele Berichte, die zu dem entgegengesetzten Schluss kommen – nämlich dass es besser ist, den Patienten nicht zu warnen, um ihn nicht noch zusätzlich zu verunsichern.

Wahrscheinlich hängt es davon ab, welche Ursachen der Patient für sein eigenes Empfinden heranzieht. Hier gibt es zwei Möglichkeiten:

1. Der Patient erlebt sein Befinden als von äußeren Faktoren bestimmt, z. B. dem Schicksal, dem Wetter oder der überstrengen Mutter in der Kindheit. Die Folge dieser Denkvorgänge: Der Patient kann kaum bewusst Einfluss auf das nehmen, was er fühlt und empfindet, weil er eben der

Überzeugung ist, dass man diese Grundlagen ohnehin nicht verändern kann. Das heißt, dass der Patient eine geringe Kontrollüberzeugung hat oder – wie die Psychologie es nennt – zu externer Attribuierung neigt.

2. Der Patient erlebt sein Befinden als von ihm selbst gesteuert. So wie er z. B. seine Gedanken lenken kann, so empfindet er auch. Dieser Mensch verfügt über eine große Kontrollüberzeugung (auch interne Attribuierung genannt).

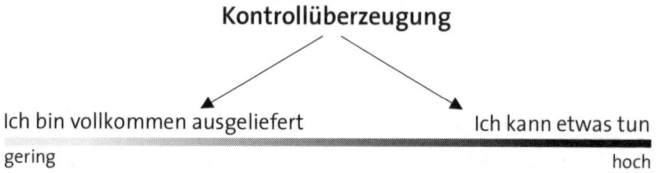

Nun fragen Sie sich bitte, zu welchem Patiententypus Sie sich zählen: eher zum ersten oder zweiten Typ? Wenn Sie eher zum ersten Typ gehören, dann sollten Sie Ihrem Zahnarzt sagen, dass er Ihnen nichts über zu erwartende Schmerzen oder Unannehmlichkeiten mitteilen soll. Das würde Sie zusätzlich belasten und beunruhigen.

Gehören Sie jedoch eher zum Typus der zweiten Gruppe, so sagen Sie Ihrem Zahnarzt, dass Sie darauf Wert legen, über mögliche unangenehme Behandlungsschritte unterrichtet zu werden. Sie haben ja dann auch die Möglichkeit, innerlich etwas dagegen zu tun (sich z. B. ganz bewusst einfach abzulenken).

Audioanalgesie zur Überdeckung von Schmerzen

Bereits im Jahr 1959 wurde von einem Zahnarzt und einem Ingenieur das Phänomen der Audioanalgesie entdeckt. Dabei spielte man den Patienten ein intensives »weißes Rauschen« vor, das alle hörbaren Frequenzen enthielt. Dies hatte bei vielen Patienten einen deutlich fühlbaren schmerzlindernden Effekt.

Inzwischen wurde das Hören von weißem Rauschen abgelöst durch das Hören der Lieblingsmusik. Praktisch sieht das so aus, dass der Patient seinen MP3-Player zur Behandlung mitbringt und die Lautstärke des Gehörten selbst reguliert. Falls es Behandlungsschritte gibt, die ihm unangenehm sind, soll er die Lautstärke höher stellen, bis die unangenehmen Außenreize in den Hintergrund getreten sind.

Mittlerweile gibt es eine ganze Reihe von Titeln mit angstlösender Musik, die sich besonders gut bei zahnärztlichen Behandlungen einsetzten lässt, Spannungen abbaut und vorhandene Ängste reduziert. Wichtig ist, im Vorfeld der Behandlung Musik auszuwählen, die einem gefällt. Der individuelle Musikgeschmack des Patienten ist hier von großer Bedeutung. Eine Sammlung verschiedener Musikstücke und gesprochener CDs finden Sie im Anhang.

Mundgeruch

In der letzten Zeit ist das Thema Mundgeruch verstärkt in den Mittelpunkt des Interesses von Zahnärzten und Patienten gerückt. Man schätzt, dass etwa 25 Prozent aller Menschen in Europa zumindest zeitweilig unter Mundgeruch (Halitose) leiden.

Allerdings gibt es in unseren Breitengeraden kaum Anlaufstellen für Patienten, die unter Mundgeruch leiden – von einigen Ausnahmen abgesehen: So hält z. B. das Zentrum für Zahnmedizin in Berlin eine spezielle Sprechstunde ab. Doch im Allgemeinen wissen noch immer nur wenige Ärzte oder Zahnärzte, wie sich Mundgeruch wirksam behandeln lässt. Im Gegensatz zu der landläufigen Meinung, dass hauptsächlich Probleme mit dem Magen für den Mundgeruch verantwortlich sind, spielt der Magen hier nur eine untergeordnete Rolle. Vielmehr ist in etwa 80 Prozent der Fälle von Mundgeruch die Ursache im Bereich der Mundhöhle zu suchen. Hier sind es meist Keime, die organische Substanzen zu flüchtigen chemischen Verbindungen abbauen. Schwefelverbindungen wie z. B. Schwefelwasserstoff sind hier zu nennen. Die Keime nisten sich häufig in den Zahnzwischenräumen und anderen Bereichen der Mundhöhle ein, z. B. auf dem Zungenrücken.

Die Diagnose Mundgeruch ist häufig schwierig, weil es sich um ein sehr intimes Thema handelt und viele Menschen sich nicht trauen, das Problem offen anzusprechen. Selbst wenn ein Betroffener weiß, dass er Mundgeruch hat, wird er sich schwertun, einen Zahnarzt aufzusuchen und ihn zu bitten, an seinem Atem zu riechen – zu groß ist die Hemmschwelle. Dabei verfügt der Zahnarzt idealerweise über ein Instrument, mit dem er, zumindest in gewissem Umfang, die Konzentration der flüchtigen Schwefelverbindungsanteile messen kann. Dieses Instrument nennt man Halimeter.

Bei der Behandlung von Mundgeruch oralen Ursprungs kann ebenfalls der Zahnarzt weiterhelfen. Meist sind eine individualprophylaktische Betreuung und die Beseitigung des Zungenbelags erforderlich. Der Patient wird angeleitet, mit diversen kleinen Schabern und Bürsten seine Zunge zu reinigen.

Die Zungenreiniger bekommt man mittlerweile in vielen Drogerien oder Apotheken zu kaufen. Bei chemischen Hilfsmitteln sollte unbedingt zuvor ein Zahnarzt oder Arzt konsultiert werden, da es hier viele unterschiedlich wirkende Medikamente gibt. Zuvor sollte eine klare Diagnose erhoben werden.

Das Problem Halitose tritt in verschiedenen Phänomenen zutage:

- echter Mundgeruch
- Mundgeruchsphobie (Halitophobie)
- eingebildeter Mundgeruch.

Echter Mundgeruch

Mundgeruch kann unterschiedliche Ursachen haben, wie z. B. orale oder auch nicht orale Veränderungen. Zu den oralen Veränderungen zählen Zahnfleischentzündungen, mangelnde Zahnpflege, Zungenbelag, große Karieslöcher, aber auch Geschwüre und Schleimhautentzündungen. Auch kann es nach der Einnahme von Antibiotika zu einer bakteriellen Fehlbesiedelung der Zunge oder des Zahnfleisches kommen.

Zu den nicht oral bedingten Ursachen zählen z. B. Sinusitis (Entzündungen der Nebenhöhlen) und Tonsillitis (Mandelentzündung). Die Übersäuerung des Magens, eine Gastritis, Leberentzündungen oder Verdauungsprobleme wie Verstopfung können ebenfalls neben weiteren anderen Allgemeinerkrankungen zu Mundgeruch führen.

Natürlich können auch spezielle Essgewohnheiten, wie die Einnahme von Milchprodukten oder auch von Knoblauch, zeitlich begrenzten Mundgeruch auslösen. Erwähnt werden muss hier auch das Rauchen.

Mundgeruchsphobie (Halitophobie)

Mundgeruchsphobie meint die zwanghafte Vorstellung, Mundgeruch zu haben und damit andere Menschen zu belästigen. Dieses Verhaltensmuster kann in extremen Fällen zu sozialer Isolierung bis hin zum Selbstmord führen.

Menschen, die unter dieser Störung leiden, neigen dazu, ihre Mitmenschen genauestens zu beobachten und ihre Reaktionen als Beweis dafür zu entschlüsseln, dass sie selbst wirklich starken Mundgeruch haben. Oft erweckt der Patient den Eindruck, sich in einer anderen Realität zu befinden, und ist nur schwer davon zu überzeugen, dass seine Meinung über seinen Atem nicht stimmt. Der Umgang mit diesem Patiententypus ist für den Zahnarzt schwierig, da der Zahnarzt viel Aufklärungsarbeit leisten muss, um dem Patienten begreiflich zu machen, dass er keinen Mundgeruch mehr haben wird, wenn er etwas gegen seinen schlechten Atem tut.

Dem Patienten fehlt häufig die Einsicht, dass sein Verhalten übertrieben ist. Die übermäßige Angst, andere Menschen mit dem eigenen Mundgeruch zu belästigen, führt dazu, dass sich alles im Leben des Patienten um den Gedanken dreht, unerträglich aus dem Mund zu riechen. Schließlich werden alle Anzeichen der Mitmenschen so gedeutet, als wollten sie sich von der Person des Patienten abwenden. Ein leichtes Drehen des Kopfes, die Hand vor die Nase, eine gerümpfte Nase oder auch ein kleiner Schritt zurück wird als »Beweis« für den eigenen schlechten Mundgeruch interpretiert.

Da der Patient ständig andere Menschen beobachtet, wirkt dieses Verhalten selbstverstärkend. Wichtig ist, den Patienten von seiner falschen Wahrnehmung zu trennen und ihm einen anderen Deutungsrahmen für die Reaktionen seiner Mitmenschen und seiner Umwelt an die Hand zu geben. Er sollte verstehen, dass kleine Gesten wie die beschriebenen plausibel auch ganz anders gedeutet werden und vollkommen andere Ursachen haben können.

Seltsamerweise hat diese Störung noch keinen Eingang ins Diagnosewerk der Psychologen und Psychotherapeuten gefunden: Das Phänomen des Halitophobie ist darum auch kaum bekannt. Wenn es aber doch behandelt wird, dann meist mit Antidepressiva, die Depressionen, Ängste und Zwangsstörungen lindern können. In jedem Fall ist es ratsam, Patienten mit Mundgeruch in die Mund- und Zungenhygiene einzuführen.

Eingebildeter Mundgeruch

Diese auch als Pseudohalitosis bezeichnete Störung bedeutet, dass der »Mundgeruch« nur vom Patienten selbst, nicht aber von anderen wahrgenommen wird. Der Patient kann weder durch intensive Aufklärung noch durch das Besprechen der Untersuchungsergebnisse davon überzeugt werden, dass er keinerlei Mundgeruch hat. Auch noch so gute Argumente helfen hier nicht. Es ist sehr schwierig, mit solchen Patienten umzugehen, da man ihnen mit den üblichen Methoden nicht deutlich machen kann, dass sie nicht aus dem Mund riechen. Auch der gut gemeinte Vorschlag, einen Psychotherapeuten aufzusuchen, um mit ihm die Problematik zu besprechen, ist wenig sinnvoll, da der Patient ja der felsenfesten Überzeugung ist, dass sein »Mundgeruch« körperlichen Ursprung hat.

Bei diesen Patienten ist die Einsicht in ihre irrationale Wahrnehmung nicht gegeben. Auch bei ihnen, wie bei den Halitophoben, dreht sich fast alles um den Wahn, schlimm aus dem Mund zu riechen. Auch sie deuten die Körpersprache ihrer Mitmenschen so, als würden sie alle vor ihrem Mundgeruch flüchten. Werden die Patienten gefragt, wie oft sie schon auf ihren Mundgeruch aufmerksam gemacht worden sind, kommt meist die Antwort: »Noch nie!« Nun könnte man vorschnell denken, dass man ein überzeugendes Argument gegen die falschen Wahrnehmungen des Patienten ins Feld führen kann, doch weit gefehlt. Die Antwort erlebt der Patient keinesfalls als entlastend; er denkt vielmehr, dass er so furchtbar aus dem Mund riechen muss, dass Mitleid und Scham der Grund sind, weshalb es ihm noch niemand direkt gesagt hat.

Das normalerweise bei Menschen gut austarierte Verhältnis von Selbst- und Fremdeinschätzung ist bei diesen Patienten außer Kontrolle geraten: Ihre Selbsteinschätzung ist absolut irreal, ebenso ihre Fremdeinschätzung, denn sie denken ja, dass alle ihre Mitmenschen ihnen die Wahrheit verschweigen.

Den Zwang brechen

Herr G., Augenarzt, leidet unter eingebildetem Mundgeruch. Alle zwei Wochen wird er bei seiner Zahnärztin vorstellig mit der Bitte, sie möge schnell etwas gegen seinen Mundgeruch unternehmen. Die Zahnärztin macht wie immer eine Geruchsprobe und bescheinigt dem Patienten, dass er absolut keinen Mundgeruch habe. Vorsichtshalber leitet sie ihren Patienten jedoch nochmals an, wie man seine Zähne richtig putzt und den Zungenrücken säubert. Zwei Wochen später sitzt Herr G. wieder auf dem Zahnarztstuhl und klagt über furchtbaren Mundgeruch. Wieder die gleiche Prozedur: gutes

Zureden und Aufklärung über die Mund- und Zungenhygiene. Sämtliche Helferinnen in der Praxis haben bereits bei Herrn G. die »Schnüffelprobe« gemacht und ihm bescheinigt, dass es an seinem Atem nichts auszusetzen gäbe. Zwei Wochen später sitzt er wieder auf dem Zahnarztstuhl. Da der Patient fest daran glaubt, dass der Grund für seinen Mundgeruch körperliche Ursachen habe, ist er auch nicht dazu zu bewegen, einen Psychotherapeuten aufzusuchen. Die Lage scheint verfahren.

Schließlich sucht die Zahnärztin einen bekannten Psychologen auf und bespricht mit ihm das weitere Vorgehen bei ihrem schwierigen Patienten. Der Psychologe rät ihr Folgendes: Sie soll den Patienten bitten, sämtliche Regungen, Gesten, Gesichtsausdrücke oder allgemeine körpersprachliche Zeichen seiner Mitmenschen, die er in Verbindung mit seinem »Mundgeruch« bringt, aufzuschreiben. Gleichzeitig soll er sich zu all diesen körpersprachlichen Zeichen überlegen, in welchem Zusammenhang sie außerdem noch auftreten könnten – auch das soll er aufschreiben. Er soll dann seine Notizen zur nächsten Sitzung in die Zahnarztpraxis mitbringen. Der Psychologe rät der Zahnärztin, beim nächsten Besuch des Patienten streng auf Verhalten und Wortwahl zu achten – immer dann, wenn der Patient von Mundgeruch spricht, soll er auch erklären, wie er zu dieser Einschätzung kommt. Die Aufgabe der Zahnärztin bestehe nun darin, ihm sofort ein anderes Erklärungsmodell für die Reaktionen seiner Mitmenschen zu nennen, nämlich eines, das er selbst aufgeschrieben habe. Sie solle das direkt und mit einem freundlichen Unterton tun und nicht auf die Fehldeutungen des Patienten eingehen.

Die Zahnärztin hält sich an diesen Ratschlag. Nach einigen Wochen schon kann dieser Patient auf diese Weise von seinen zwanghaften Gedanken so entkoppelt werden, dass sie bei den weiteren Behandlungen nur noch eine untergeordnete Rolle spielen.

Hilfe, mein Kind hat Angst vor dem Zahnarzt!

Sie wissen ja bereits, welche Formen und Entstehungsmöglichkeiten von Angst existieren. In diesem Kapitel wenden wir uns den typisch kindlichen Ängsten und deren Überwindung zu. Je eher Eltern ihre Kinder an eine regelmäßige zahnärztliche Behandlung gewöhnen, umso besser ist es, denn: »Was Hänschen nicht lernt, lernt Hans nimmermehr.«

Kindliche Ängste

Die Entwicklung eines Kindes vollzieht sich in Schüben, die mit spezifischen Ängsten verbunden sein können. In der Erziehungspraxis unserer Breitengrade ist es häufig so, dass ein erwünschtes Verhalten eines Kindes dadurch erzeugt wird, dass unerwünschtes Verhalten bestraft und somit angstbesetzt wird. Die Folge: Vermeindungsverhalten entsteht. Wenn Eltern ihrem Kind also mit Strafe drohen, wenn es nicht zum Zahnarzt geht oder sich nicht behandeln lässt, dann wird das Kind den Zahnarztbesuch und alles Drumherum mit zusätzlicher Angst in Verbindung bringen. Es hat ja bereits Angst vor dem Zahnarztbesuch, und nun kommt noch die Drohung durch die Eltern hinzu.

Besser ist selbstverständlich, das angestrebte Verhalten des Kindes positiv zu bekräftigen, also etwa einen Zahnarztbesuch zu belohnen. Frühe angstbesetzte Erfahrungen eines Menschen haben häufig auch mit der Sauberkeitserziehung zu tun. Die Reifung der Nervenbahnen, die die Schließmuskeln betätigen, ist in der Regel erst im dritten Lebensjahr vollendet, sodass sich in dieser Zeit mittels positiver Bekräftigung und Lob das gewünschte Verhalten relativ schnell einstellen kann. Drängen Eltern ihr Kind jedoch zu früh, vielleicht sogar mit Drohungen, zur Sauberkeit, so überfordern sie es und tragen dazu bei, dass sich unnötigerweise Angst entwickelt.

Zunächst haben Kinder vor allen übermäßig starken und unvertrauten Reizen Angst – und sie empfinden Furcht vor denselben Objekten wie ihre Bezugspersonen. Das Kind ist naturgemäß gezwungen, die emotionalen Einschätzungen und Überzeugungen seiner Bezugspersonen zu kopieren, da es ja noch nicht über genügend Verstand und Einsicht in seine Lebenslage verfügt. So übernimmt das Kind also unbewusst die Sorgen und Ängste seiner Eltern. Hilfreich für das Kind, auch bei großen Ängsten, wirkt hier immer die einfühlsame Zuwendung. Instinktiv nimmt die Mutter es auf den Arm oder spricht beruhigend auf ihr Kind ein, sodass die angstauslösende Situation schnell entschärft werden kann.

Mit Angst umgehen lernen

Eine wichtige Entwicklungsaufgabe für das heranwachsende Kind im Alter zwischen vier und neun Jahren ist es, sich seiner Ängste bewusst zu werden und Strategien und Methoden zur Angstbewältigung zu ersinnen und anzuwenden. Angst gehört genauso zum Leben eines Menschen wie Freude oder Sehnsucht.

Lernt das Kind, wie es seine Ängste bewältigen oder ihnen entgegentreten kann, so entsteht so etwas wie Selbstvertrauen oder Selbstbewusstsein. Hierbei ist jedoch die Mitwirkung der Eltern oder Bezugspersonen erforderlich, damit das Kind sich aufgehoben fühlt. Eltern sollten ihre Kinder dazu ermutigen, über ihre Ängste zu sprechen, und gemeinsam mit ihnen nach Lösungsmöglichkeiten suchen. Keinesfalls sollten die Eltern oder Bezugspersonen über die Ängste der Kinder lachen oder sie verniedlichen. Es ist wichtig, dass die Kinder sich ernst genommen fühlen und sich auf ihre Eltern verlassen können. Wer bei seinen Kindern Angst als Druckmittel anwendet, sollte wissen, dass er durch sein Verhalten aus ihnen ängstliche Menschen macht. Lassen Sie das nicht zu und überprüfen Sie Ihren Kommunikationsstil.

Bei der Angstverarbeitung mit dem Kind sollten Sie darauf achten, positive Lösungen anzusteuern. Durch Zuhören, Verständnis und Anteilnahme können Sie viel bewirken. Suchen Sie auf eine eher spielerische Art und Weise mit Ihrem Kind nach positiven Lösungsvorschlägen. Beziehen Sie die Fantasie und Vorstellungskraft Ihres Kindes mit ein und fragen Sie es nach Ideen und Möglichkeiten, seine Angst zu überwinden oder zu vermindern. Wenn Sie sich ein wenig Zeit für Ihr Kind nehmen, werden Sie erstaunt sein, was ihm alles so einfällt. Wichtig: Loben Sie jede Idee, auch wenn sie noch so abstrus erscheint. Je mehr Ideen zur Angstüberwindung Ihr Kind entwickelt, umso besser ist es. Natürlich können Sie auch selbst Vorschläge zur Angstbewältigung machen, Sie sollten aber daran denken, dass die Ideen, die Ihr Kind selber entwickelt, wertvoller sind. Vieles, was Sie Ihrem Kind in bester Absicht sagen, wird auf Widerstand stoßen und findet deshalb nur geringe Akzeptanz bei der Umsetzung.

Manchmal ist es sehr schwer, zu einem ängstlichen Kind Kontakt aufzubauen; zuweilen benutzen Kinder nämlich ihre Angst unbewusst, um etwas zu erreichen, um z. B. mehr Aufmerksamkeit als ein Geschwisterteil zu bekommen. Hier erfüllt die Angst eine positive Funktion für das Kind. Wenn man diesen Vorteil, der mit der Angst verbunden ist, nicht erkennt, ist es schwer, die Angst zu schmälern. Fragen Sie sich also, ob es Vorteile für Ihr Kind geben könnte, die mit seiner Angst in Verbindung stehen. In jedem Fall jedoch ist hier Nachsicht und Geduld angebracht. Im ICE-Tempo werden Sie die Ängste Ihres Kindes nicht verringern können.

Dem ängstlichen Kind wird hierzulande oft nur wenig körperliche Nähe zuteil; stattdessen begegnen wir ihm und seinen Ängsten auf der rationalen Ebene: Wir sagen ihm, dass es keinen Grund für seine Angst gibt. Das ist zwar gut gemeint, wird aber den kindlichen Bedürfnissen nach Nähe und Körperkontakt nicht gerecht. Wie aber kann man seinem ängstlichen Kind Vertrauen und Geborgenheit schenken? Denken Sie einmal darüber nach: Nehmen Sie Ihr Kind

Mit Magie die Angst besiegen

Kinder im Alter von vier bis neun Jahren sehen ihre Welt durch die Brille des Magischen. Mit Hilfe des magischen Denkens können komplexe Geschehnisse und Zusammenhänge ebenso wie starke Gefühle kindgerecht strukturiert werden; und auch Umwelt und Wahrnehmung lassen sich relativ einfach einordnen. Diese Phase durchläuft jeder Mensch – auch Sie haben irgendwann in Ihrer Kindheit Ihre Umwelt auf magisch-fantastische Weise erfasst.

Die Fantasie Ihres Kindes erzeugt Angstvolles, kann dieses aber auch bekämpfen: Cowboy und Indianer, Ritterspiele oder auch nur Geisterbahnfahrten sind solche magischen Versuche, angstvolle Situationen zu entschärfen. Der kindlichen Kreativität sind hier keinerlei Grenzen gesetzt. Fördern und unterstützen Sie Ihr Kind bei der Auseinandersetzung mit seinen Ängsten oder Befürchtungen. Lesen Sie ihm abends Märchen vor, bei denen es lernt, wie es mit Angst konstruktiv umgehen kann, und sprechen Sie mit ihm darüber.

häufig in den Arm? Trösten Sie es, indem Sie es auch berühren? Wie sind Sie selbst als kleines Kind von Ihren Eltern getröstet worden? Haben Ihre Eltern Sie auch in den Arm genommen? Scheuen Sie sich nicht, Ihrem Kind auch von Ihren eigenen Ängsten zu erzählen, vielleicht sogar von Ihrer Angst vor dem Zahnarzt. Das ist beruhigend für das Kind – es fühlt sich nicht mehr so allein. Jedoch: Bieten Sie auch immer einen Ausweg, eine positive Lösung an. Erzählen Sie, wie Sie Ihre eigenen Ängste überwunden haben oder in den Griff bekamen oder was Sie noch dagegen unternehmen wollen. So werden Sie für Ihr Kind zum wertvollen Vorbild.

Natürlich sollten Sie auch über Ihr generelles Verhalten Ihrem Kind gegenüber nachdenken: Sprechen Sie ihm genug Mut zu? Erinnern Sie Ihr Kind regelmäßig an seine guten Eigenschaften? Zeigen Sie ihm auch, dass Sie stolz auf es sind. Überprüfen Sie bitte hier Ihr eigenes Verhalten. Wenn Sie merken sollten, dass Sie eher die negativen Eigenschaften Ihres Kindes betonen, dann schreiben Sie doch einmal eine Liste, in der Sie die positiven den negativen Eigenschaften gegenüberstellen. Verschieben Sie dann Ihre Kommunikation in Richtung der positiven Eigenschaften: Betonen Sie also nicht, was Ihnen an Ihrem Kind nicht gefällt, sondern verstärken Sie durch Lob seine guten Seiten. Achten Sie aber auch hier auf Ausgewogenheit: Zu viel Lob verliert schnell seine Wirkung und führt zu Unglaubwürdigkeit.

Untersuchungen zeigen, dass es ein gesundes Mischverhältnis zwischen Loben und Kritik gibt. Es liegt etwa bei fünf zu eins: Auf fünfmal Loben kann also ruhig auch einmal eine kritische Bemerkung folgen. Beobachten Sie sich und überprüfen Sie, in welchem Verhältnis Sie zu Ihrem Kind sprechen. Möglicherweise werden Sie erstaunt feststellen, dass Sie doch häufiger kritische Bemerkungen machen, als Sie im ersten Moment dachten. Doch das lässt sich relativ leicht relativ schnell ändern – versuchen Sie es.

Je älter das Kind ist, desto besser kann man mit ihm über seine Ängste sprechen. Bei Kindern zwischen dem neunten und zwölften Lebensjahr kann man sich ihre große Fantasie zunutze machen, um die Einschränkungen, die eine Angst mit sich bringt, zu minimieren. Weil die Angst meist mit

---

Ängste malen

Eine gute Möglichkeit der Angstbewältigung besteht darin, das Kind zu bitten, seine Angst einmal zu malen, also spielerisch damit umzugehen. Anschließend können Sie mit Ihrem Kind sprechen und nach Lösungen suchen. Auch Lösungen kann man malen und darüber weiter nachdenken. In jedem Fall geben Sie Ihrem Kind mit dieser Vorgehensweise eine Möglichkeit an die Hand, aktiv mit seiner Angst umzugehen. Das ist viel konstruktiver und besser, als das, was Angst macht, zu vermeiden oder vor ihm davonzulaufen.

---

dem Gefühl des lähmenden Kontrollverlustes einhergeht, liegt der Schlüssel zur Lösung oft darin, die Kontrolle wiederzuerlangen. Hierzu kann das Kind sich selbst etwas einfallen lassen. Manchmal helfen fantasierte Krafttiere, die Angst in Schach zu halten, manchmal wirken Symbole (Ringe oder Talismane) oder auch Musik wie Kraftspender. Das Kind muss lediglich davon überzeugt sein, dass diese Dinge helfen können – dann werden sie ihm auch helfen.

Anweisungen für die Eltern

Sie wissen nun, dass Sie als Eltern, aber auch als Geschwister und andere Bezugspersonen Ihre eigenen Ängste unbewusst auf das Kind übertragen können. Trotz allem haben die Eltern die Möglichkeit, diesen Kreislauf zu durchbrechen. Gerade im Vorfeld einer zahnärztlichen Behandlung können die Eltern viel tun, um ihr Kind zu stützen und ihm Mut zu-

zusprechen. Folgende Punkte können als Leitfaden für den Umgang mit dem ängstlichen Kind dienen:

1. Achten Sie auf Ihre Sprache: Vermeiden Sie Negationen und formulieren Sie positiv. Wenn Sie z. B. Ihrem Kind sagen, es brauche keine Angst zu haben (keine Angst = Negation), dann hört es nur das Wort »Angst« – und bekommt erst recht welche. Das Gehirn verarbeitet die Verneinung nicht, nur den Begriff, der wiederum ein recht plastisches Bild auslöst. Besser sagen Sie also: »Du wirst das auch schaffen, so wie vor dir schon viele andere Kinder das ganz toll geschafft haben.«

Weitere Beispiele:

Negative Formulierung	Was das Kind hört	Alternative
»Das tut nicht weh!«	weh	»Vielleicht kribbelt es jetzt ein wenig!«
»Du brauchst doch nicht zu weinen!«	weinen	»Was ist denn dein Lieblingsspielzeug?«
»Schau die Spritze nicht an.«	Spritze	»Denk mal an das schönste Tor, dass du geschossen hast.«

2. Natürlich kann eine Behandlung auch einmal missglücken; das hängt von den unterschiedlichsten Faktoren ab (z. B. Tagesform des kleinen Patienten oder auch des Zahnarztes). Hier ist es wichtig, dass Sie diesen Misserfolg nicht überdramatisieren und dadurch dem Kind noch zu-

sätzlich Angst machen. Stattdessen sollten Sie auf Ihr Kind und seine Befindlichkeit eingehen und sofort mit ihm Alternativen für weitere Behandlungsschritte besprechen. Grundfalsch ist es, mit dem Kind zu schimpfen und ihm seinen Misserfolg vor Augen zu führen. Das schadet dem labilen Selbstvertrauen des Kindes noch zusätzlich. Denken Sie auch hier daran: Bestärken Sie es und richten Sie besonders nach Misserfolgen seinen Blick auf positive Lösungen!

Sprechen Sie als Eltern auch nur über positive Erfahrungen beim Zahnarzt. Wenn Sie das nicht können oder Ihnen nichts hierzu einfällt, dann sagen Sie lieber gar nichts.

3. Streichen Sie Belohnungsgeschenke. So gut das auch gemeint sein mag, es setzt das Kind zusätzlich unter Druck. Überlassen Sie die kleinen Geschenke, die es manchmal nach der Behandlung gibt, dem Zahnarzt oder seinem Personal; sie wissen am besten, wann und wofür der kleine Patient Belohungsgeschenke bekommen kann.

4. Spielen Sie zu Hause schon einmal den Behandlungsverlauf durch. Hierzu brauchen Sie eigentlich nur zwei Stühle, eine helle Lampe und einen Löffel. Sie können den Zahnarzt spielen, und Ihr Kind ist der Patient, der den Mund aufmacht, während Sie mit einem Teelöffel Zunge, Backen und die Innenseite der Zähne berühren. Sie können das Kind diese Szenen nachmalen lassen oder auch einmal die Rollen tauschen.

5. Fragen Sie Ihr Kind, was es von Freunden und Bekannten über Zahnarztbehandlungen gehört hat. Korrigieren Sie falsche Vorstellungen, indem Sie Ihrem Kind vermitteln, dass diese Vorstellungen seine Angst nur verstärken und dass es besser ist, sich auf etwas Schönes zu konzentrieren.

6. Suchen Sie mit Ihrem Kind ein Erlebnis, bei dem es sich richtig gut und mutig gefühlt hat. Wenn das Kind z. B. Fußball spielt, dann fragen Sie es nach seinem schönsten Tor oder dem elegantesten Pass. Animieren Sie Ihr Kind dazu, intensiv daran zu denken und diese Vorstellung mit einem Namen oder auch einem Kraftsymbol (z. B. einem Löwen) zu verknüpfen. Mit diesem Namen oder Symbol kann es beim Zahnarzt schnell die gute Erinnerung herbeizaubern.

7. Sprechen Sie mit Ihrem Kind so, als hätte es die Behandlung schon hinter sich. Sie können das Gespräch folgendermaßen beginnen: »Stell dir einmal vor, du hast gerade gut die zahnärztliche Behandlung hinter dich gebracht. Du bist überrascht, wie einfach das war. Was meinst du denn: Was hat dir am meisten geholfen? Denk mal darüber nach ...« Hier lassen Sie Ihr Kind einfach die unterschiedlichsten Ideen sammeln.

8. Sprechen Sie Ihrem Kind gut zu, dass es auch allein ins Behandlungszimmer gehen kann, aber üben Sie auch hier keinen Druck aus. Sie können natürlich als Elternteil mit ins Behandlungszimmer gehen, sollten sich aber an die

Verhaltensregeln halten, die Ihnen der Zahnarzt nahelegt. Wenn Sie nämlich als Elternteil selbst nervös oder ängstlich sind, übertragen Sie Ihre eigene Angst auf Ihr Kind und erschweren so die weitere Behandlung zusätzlich. Dieses Phänomen nennt man Übertragung (von Gefühlen). Am besten wäre es einfach, ruhig und ohne auch nur das Geringste zu sagen im Hintergrund zu bleiben. Auf keinen Fall dürfen Sie sich in die Behandlung einmischen oder dem Kind drohen; es steht schon genug unter Spannung. Wenn Sie meinen, dass Sie dem Zahnarzt etwas Wichtiges mitzuteilen haben, dann tun Sie das vor oder nach der Behandlung. Ihrem Kind ist am besten geholfen, wenn Sie selbst an etwas Schönes denken und sich entspannen (oder am besten gar nicht im Behandlungszimmer anwesend sind).

Sie können übrigens die Entscheidung Ihres Kindes, ob Sie bei der Behandlung dabei sein sollen, stark beeinflussen, indem Sie die richtigen Fragen stellen. Wenn Sie fragen: »Du willst doch bestimmt nicht allein sein, oder?«, bekommen Sie höchstwahrscheinlich von Ihren Kind zu hören, dass es Ihre Begleitung wünscht. Die Antwort wird aber wahrscheinlich anders ausfallen, wenn Sie stattdessen sagen: »Ich glaube, dass du schon groß genug bist, um allein ins Behandlungszimmer zu gehen – dann ist die Behandlung viel einfacher und du bist schneller fertig. Was meinst du dazu?«

Weil die Aufmerksamkeit Ihres Kindes in den meisten Fällen auf die Begleitperson gerichtet ist, ist es unserer Auffassung nach meist besser, wenn die Kinder allein ins Behandlungszimmer kommen; sie können sich dann viel besser auf die Behandlung konzentrieren. Einige Zahnarztpraxen bieten sogar den Service an, dass die Eltern in einem separaten Raum die Behandlung ihres Kindes über einen Videomonitor mitverfolgen können.

Das folgende Informationsblatt, das in unserer Praxis entwickelt wurde und in zwölf Sprachen übersetzt ist, um möglichst viele Patienten zu erreichen, soll verdeutlichen, wie wichtig des Verhalten der Eltern ist. Bei Seminaren zur Kinderbehandlung ist häufig das Hauptthema nicht das Kind, sondern das Verhalten der Eltern während der Behandlung! Manchmal haben die Kinder (und ihre Eltern) auch gar keine Vorstellung davon, wie eine entspannte Zahnbehandlung ablaufen könnte, denn sie kennen nur das Negativmuster: Toben, Schreien, Davonlaufen. Um positive Muster zu etablieren, sollten die Eltern mit dem Kind zusammen Filme von gelungenen Kinderbehandlungen anschauen oder bei der Behandlung von anderen Kindern im Sprechzimmer dabei sein. Das Kind wird dann auch so eine gute Erfahrung machen wollen, da es jetzt gesehen hat, wie angenehm eine Behandlung ablaufen kann.

Informationsblatt für Begleitpersonen von Kindern bei der Zahnbehandlung[3]

Liebe Eltern und Begleitpersonen!

Dieses Informationsblatt ist das Resultat von zwanzig Jahren Erfahrung in der Behandlung von Kindern. Manche Kinder finden es richtig gut, zum Zahnarzt zu gehen, andere haben ein wenig Respekt, und manche fürchten sich vor der Behandlung. Wir nennen die Kinder, die Angst haben, »interessante Kinder«, weil es für uns und auch für Sie eine interessante Herausforderung sein kann, diesem Kind zu einem angenehmen und relativ angst- und schmerzfreien Zahnarztbesuch zu verhelfen. Hier sind einige Informationen, was Sie dazu tun können. Ihre Mithilfe ist gefragt!

Wir werden im Sprechzimmer direkt mit Ihrem Kind reden. Bitte haben Sie Verständnis dafür, dass wir auf Sie dort möglichst in keiner Weise eingehen wollen. Unsere ungeteilte Aufmerksamkeit soll Ihrem Kind gelten, denn wir müssen uns durchgängig und ausschließlich auf Ihr Kind konzentrieren. Sie mögen es doch sicher auch nicht, wenn man über Ihren Kopf hinweg über Sie spricht. Alle Fragen zu Behandlungsnotwendigkeiten, Material und Vorgehen können wir gern vor oder nach der Behandlung und ohne Ihr Kind in Ruhe besprechen.

Kinder können sehr leicht einen guten, entspannten Zustand erreichen, wenn sie nichts ablenkt. Die Anwesenheit von Begleitpersonen im Sprechzimmer stört häufig die Konzentration, denn das Kind spürt selbst unausgesprochene Emotionen der Begleitperson, auch ohne Sichtkontakt.

Bitte entscheiden Sie, wie Sie Ihrem Kind am besten helfen können:

1. **Sie wollen sich aus dem Geschehen während der Behandlung völlig heraushalten:** Sorgen Sie dann dafür, dass Sie selbst in einem guten Zustand sind (hören Sie eine der CDs

---

[3] Albrecht Schmierer et al.: *Kinderhypnose in der Zahnmedizin*, Stuttgart 2002.

im Wartezimmer). Sie können auch in der Zwischenzeit einen Spaziergang machen – wir kümmern uns um Ihr Kind, bis Sie wieder da sind. Fragen Sie bitte nach, wann Sie wieder hier sein sollten, oder geben Sie uns Ihre Handynummer, oder nehmen Sie von uns ein Handy mit, auf dem wir Sie anrufen, wenn die Behandlung abgeschlossen ist.

2. **Sie wollen mit dem Kind auf jeden Fall ins Behandlungszimmer gehen:** Vermeiden Sie im Behandlungszimmer alle negativen Emotionen und bringen Sie sich selbst in einen guten Zustand. Davon wird Ihr Kind am meisten profitieren: Sind Sie entspannt, ist Ihr Kind auch entspannt, weil die Emotion der Begleitperson sich automatisch auf das Kind überträgt. Auf keinen Fall sollten Sie ihm Belohnungsgeschenke versprechen oder mit späteren Problemen (Schmerzen) drohen. Vermeiden Sie am besten jegliche Bemerkung und schweigen Sie für die Dauer der Behandlung. Nur das Kind wird angesprochen, und nur das Kind antwortet.

Vermeiden Sie jegliches Geräusch von Ihrer Seite, bringen Sie sich selbst in einen guten Zustand, erwarten Sie, dass die Behandlung angenehm entspannt abläuft. Sie können durch Ihre Mitarbeit entscheidend dazu beitragen, dass es Ihrem Kind gut geht! Erst nach Abschluss der Behandlung reden Sie wieder mit Ihrem Kind und loben es für seine tolle Leistung.

Sie können sich ruhig und entspannt als Beobachter ins Zimmer, außerhalb des Sichtbereichs Ihres Kindes, setzen und einfach mit positiver Erwartung dabei sein. Wenn es Ihrem Kind hilft, können Sie es auch an den Unterschenkeln sanft berühren. **Vermeiden Sie auf jeden Fall, Ihre eigenen Emotionen durch festeres Anfassen, Streicheln oder Reiben auf das Kind zu übertragen.** Dem Kind hilft nur, wenn Sie es sanft und völlig ruhig halten.

Bei kleinen Kindern kann es helfen, wenn Sie das Kind auf Ihren Bauch legen. Besonders in diesem Fall verhalten Sie sich bitte völlig neutral und passiv, denn jede Ihre Emo-

141

tionen überträgt sich auf das Kind! Selbst wenn es sich völlig anders anfühlt (z. B. schwerer wird) oder anfangs weint und strampelt, halten Sie bitte die Hände des Kindes auf seinem Bauch fest und sagen Sie nichts. Wenn Sie das Bedürfnis haben, dem Kind etwas mitzuteilen, dann summen Sie die Lieblingsmelodie des Kindes. Am besten gehen Sie selbst in eine Trance (Fantasievorstellung), in der Sie sich vorstellen, dass sich Ihr Kind jetzt ganz ruhig und entspannt behandeln lässt.

3. **Sie lassen das Kind selbst entscheiden, ob Sie mit ins Zimmer kommen sollen:** Wenn ein Kind allein im Sprechzimmer ist, verhält es sich in der Regel wesentlich kooperativer und »erwachsener«, als wenn eine Begleitperson dabei ist. Natürlich wollen die meisten Kinder, dass eine Vertrauensperson mit ins Behandlungszimmer kommt. Sie sollten aber wissen, dass Sie diese Entscheidung durch Ihre eigene innere Einstellung wesentlich beeinflussen. Wenn Sie sagen: »Du möchtest doch nicht allein zum Doktor hinein, oder?«, kann das Kind nur mit Ja antworten. Wenn Sie aber sagen: »Ohne mich geht es besser, deine Behandlung wird ohne mich viel einfacher und lustiger sein. Ich warte hier im Wartezimmer, dann bist du ganz schnell fertig«, wird das Kind sich eher entscheiden, allein ins Sprechzimmer zu kommen.

4. **Sie wollen auf keinen Fall mit ins Zimmer kommen:** In vielen Fällen ist dies die beste Strategie, denn die Aufmerksamkeit des Kindes ist zuerst bei der Begleitperson. Allein können sich die Kinder mit unserer Hilfe wesentlich besser auf unsere Anweisungen und auf die entspannte Behandlung konzentrieren.

5. **Sie wollen die Behandlung von außerhalb am Videomonitor verfolgen:** Wenn Sie die Behandlung von außen mitverfolgen wollen, können Sie diese an einem Videomonitor ansehen. Wir nehmen alles auf Band auf, sodass Sie später Ihrem Kind zeigen können, wie gut es mitgearbeitet hat.

Unter der Lupe: Die Angst des Patienten und die Angst des Zahnarztes

Die Angst des Patienten

Frau M. kam eines Tages in unsere Praxis; es war kurz vor Mittag, und wir hatten noch ziemlich viel zu tun. Sie war sehr aufgeregt, verkrallte sich in ihren verschiedenen Einkaufstaschen, als ob sie etwas auswringen wollte, sprach in abgehackten, schwer verständlichen Sätzen, ohne dabei jemanden anzuschauen, und gab mit schriller Stimme etwa folgende Auskunft:

»Ich habe jetzt schon drei Wochen abgewartet, ob die Schmerzen nicht von allein weggehen würden. Die Schmerzen sind aber immer schlimmer geworden, obwohl ich ziemlich viele Schmerzmittel genommen habe, alles Mögliche, auch Schlaf- und Beruhigungsmittel, aber alles hat nichts genützt. Und jetzt ist ja Freitagmittag, und das kenne ich schon, dann machen die Praxen ganz schnell zu, und dann gibt es nur den Notdienst. Und das ist der totale Horror, wenn die überhaupt etwas tun. Und deshalb habe ich mich doch entschlossen, jetzt zum Zahnarzt zu gehen. Aber ich merke gerade, dass die Schmerzen deutlich zurückgehen, und vielleicht kann ich ein anderes Mal wiederkommen, vielleicht kann ich ja ein Rezept haben für ein ganz gutes Schmerzmittel.«

Sie drehte sich um, und schon auf dem Weg zur Türe hört sie von unserer Rezeptionistin, dass sie noch drankommen könnte, sich aber auf etwas Wartezeit einstellen müsse, da gerade noch Patienten behandelt würden, die einen Termin vereinbart hatten. Darauf drehte sie sich wieder um und fing an loszuschimpfen: »Das ist doch eine Zumutung, man kann doch Menschen mit Schmerzen nicht warten lassen! Hier geht es offensichtlich genauso unmenschlich zu wie überall.«

Die Mitarbeiterin versuchte sie zu beruhigen, kam aber gar nicht zu der Patientin durch, die so sehr in ihren Vorurteilen gefangen war, dass sie gar nicht auf das hören konnte, was ihr gerade gesagt wurde.

In den nächsten Minuten ging es darum, dass sie keine Formulare ausfüllen oder etwas unterschreiben wollte: »Der Doktor soll erst mal sagen, was er vorhat, dann überlege ich mir, ob ich etwas machen lasse.«

Im Wartezimmer lief sie auf und ab (was uns ein anderer Patient berichtete), wühlte in ihren Tüten und sprach seufzend vor sich hin, griff sich an die Backe, setzte sich, sprang wieder auf, blätterte in Zeitschriften, warf sie wieder zurück und begrüßte mich, als ich zu ihr ins Wartezimmer kam: »Sie sind mein Retter, vielen Dank, dass Sie mich noch drannehmen, ich glaube ich hätte das Wochenende nicht mehr lebendig überstanden. Was ich alles durchgemacht habe, Sie können sich das nicht vorstellen. Aber jetzt werden Sie das schon hinbekommen, oder? Bitte behandeln Sie mich gleich, aber bitte keine Spritze, darauf reagiere ich allergisch, und die Geräusche vom Bohrer machen mich verrückt. Und ja keinen Zahn ziehen, ich habe schon so viele verloren; die sind alle verpfuscht worden, die hat man so gerichtet, dass der Zahnarzt möglichst viel abgezockt hat, und dann kamen die Schmerzen. Und auf keinen Fall eine Wurzelbehandlung, das ist das Schlimmste!«

Ich erklärte Frau M. zunächst im Wartezimmer: »Sie müssen schon viel mitgemacht haben, das höre ich deutlich. Und jetzt haben Sie sehr große Angst, dass sich alles Schlimme wiederholt, was Sie mitgemacht haben. Sie wissen nicht, was die Lösung ist, und haben Angst vor dem, was kommt. Damit es Ihnen gleich besser geht, sollte ich zuerst einmal in Ihren Mund schauen, damit wir wissen, was Ihnen helfen kann. Sie bestimmen, ob ich jetzt gleich nur mit dem kleinen Spiegel Ihre Zähne anschaue. Sie können auch jederzeit unterbrechen: Wenn Sie Ihre linke Hand heben, ist Pause. Und Sie entscheiden auch, ob Sie mit einer Behandlung weitermachen wollen, wenn wir herausgefunden haben, was Sie so plagt. Wir können aber auch zuerst ein Vorgespräch in meinem Büro machen, wenn Ihnen das jetzt zu schnell geht.«

Frau M. entschloss sich, gleich ins Behandlungszimmer mitzukommen. Dort baten wir sie, sofort mit Handheben zu signalisieren, wenn der Stuhl zu weit nach hinten geneigt sei. Wir fragten, ob es in Ordnung sei, wenn wir ihre Schulter berührten. Nachdem sie sich so etwas beruhigt hatte, konnten wir kurz nachschauen und stellten schnell die Schmerzursache fest: Das ganze Zahnfleisch war angeschwollen und entzündet, die Zähne waren locker, und ein ziemlich heftiger Geruch von Fäulnis verteilte sich im Raum.

»Sie schimpfen jetzt sicher gleich, dass ich meine Zähne nicht putze, dabei putze ich fünfmal am Tag«, unterbrach sie die Untersuchung. Ich entgegnete ihr: »Wenn das Zahnfleisch so stark entzündet ist, sollten Sie zuerst einmal gar nicht mehr putzen, sondern mit einer Desinfektionslösung spülen. Es ist so angeschwollen, dass es extrem berührungsempfindlich sein muss. Ich frage mich, wie Sie so überhaupt essen und schlucken können. So ist es jedenfalls gar nicht möglich, auch nur eine Salbe aufzutragen. Wir machen jetzt zunächst nur einen Abstrich, um herauszubekommen, welche Bakterien Sie da plagen. Bis nächste Woche spülen Sie bitte nur mit dem Mittel und nehmen ein Antibiotikum ein, um aus dem Teufelskreis herauszukommen. Erst wenn in ein paar Tagen die Entzündung zurückgegangen ist, können wir anfangen, in kleinen Schritten zu reinigen und Ihnen eine spezielle Putztechnik zu zeigen.«

Frau M. antwortete: »Aber das vertrage ich doch alles nicht, ich bin doch allergisch.« Daraufhin empfahl ich ihr, dreimal täglich drei Minuten lang mit Olivenöl ihren Mund zu spülen und bis zum nächsten Termin ganz auf das Putzen zu verzichten. In der folgenden Woche kam sie mit deutlich geringeren Beschwerden zum nächsten Termin und konnte dann behutsam mit vielen Pausen und eingehenden Erklärungen jeden Schrittes in vielen Sitzungen behandelt werden.

Frau M. hatte eine lange Vorgeschichte gehabt – sie war bei vielen Zahnärzten gewesen und hatte aus ihrer Sicht immer wieder dieselben Erfahrungen gemacht: Anfangs wurde »freundlich getan«, dann aber ohne viel Erklären behandelt, es wurden Spritzen verabreicht, obwohl sie einmal nach einer Spritze fast ohnmächtig geworden war und sehr große Angst davor hatte. Dann wurde sie aufgrund ihrer vielen Fragen und ihrer häufigen Behandlungsunterbrechungen zunehmend grob behandelt, es kamen ihr nicht verständliche hohe Rechnungen, der Behandlungserfolg blieb aber aus. Danach wechselte sie den Zahnarzt – immer in der Hoffnung, endlich eine Praxis mit mehr Aussicht auf Erfolg zu finden.

Die Angst des Zahnarztes

Zahnärzte sind auch Menschen und möchten für ihre Arbeit gelobt werden; sie möchten sich auch lieber auf die Arbeit konzentrieren, weil dann die Ergebnisse besser werden. Stellen Sie sich vor, Sie sollen in Schönschrift und ganz klitzeklein einen komplizierten Text auf eine Briefmarke schreiben, und jemand stößt Sie dabei plötzlich immer wieder an, sodass Sie darauf achten müssen, die Briefmarke nicht zu zerstören und schön zu schreiben. Dann wird Ihnen Ihr Füller immer wieder auf die Seite gedrückt, sodass Sie mit größter Anstrengung dagegenhalten müssen. Plötzlich zieht Ihnen auch noch jemand die Briefmarke einfach weg oder spuckt darauf, sodass die Tinte verläuft und Ihr schon fast fertiges Werk doch noch misslingt.

Würden Sie sich für das Anstoßen, Wegziehen oder Spucken bedanken? Aber natürlich machen die Patienten das nicht mit Absicht, und es ist auch nicht böse gemeint, sondern passiert – einfach von allein, unbewusst aus einer Angst heraus. Was meinen Sie: Wie geht es einem Zahnarzt in solch einer Situation wohl? Wird er mit viel Einfühlungsvermögen das Verhalten des Patienten verstehen und geduldig weitermachen, oder baut auch er innere Spannungen auf und wird aggressiv?

Es gibt Situationen im Leben, in denen wir mit endloser Geduld immer wieder etwas aufheben, das heruntergefallen ist, oder etwas putzen, das gerade noch sauber war – etwa wenn wir unsere Kinder großziehen: »Wie oft habe ich dir gesagt, du sollst dein Zimmer aufräumen!« Und dann haben wir es doch wieder selbst gemacht, so wie schon hunderte Male zuvor.

Ein Mensch, der voller Angst auf dem Zahnarztstuhl sitzt, regrediert in Sekundenschnelle zum kleinen Kind, das den Mund nicht aufmachen will und davonlaufen möchte. Das drückt sich beim Erwachsenen dadurch aus, dass die rechte Schulter immer höher gezogen wird, der Mund immer weiter zugeht und die Zunge gegen die Instrumente im Mund ankämpft. Der Zahnarzt ist in seiner Ausbildung an der Universität nicht darauf vorbereitet worden, dass er das, was er an einem Phantomplastikkopf so professionell geübt hat, plötzlich unter »Nahkampfbedingungen« durchführen soll. Aber nicht die Raufereien um den Platz im Mund, den Zugang und die freie Sicht sind das Hauptproblem; das Hauptproblem ist, dass der Zahnarzt sich wie ein Sadist und Vergewaltiger abgelehnt fühlt. Dabei will er doch nur schöne Zähne machen, so wie an einer Werkbank.

Der arme Patient aber denkt: »Hoffentlich tut es nicht wieder so weh wie damals, und hoffentlich rutscht der Bohrer nicht wieder ab. Gleich kommen dieser furchtbare Gestank und diese unerträglichen Vibrationen und das grelle Licht.« Deshalb wehrt sich alles in ihm gegen den Aggressor, der Körper versteift sich, Adrenalin wird ausgeschüttet, er schwitzt und klammert sich am Stuhl fest und hofft inständig, dass es bald vorbei sein wird. Der Zahnarzt jedoch versteht überhaupt nicht, warum er nicht in Ruhe seine Präzisionsarbeit machen kann, wird ärgerlich, weil er sich als Scheusal verunglimpft fühlt, schimpft seine Helferin stellvertretend für den Patienten aus, packt fester zu und reißt mit dem Spiegel den Mundwinkel bis zum Anschlag auf. Auch der Zahnarzt fängt zu schwitzen an und schüttet Adrenalin aus, weil er Angst vor der Angst seines Patienten hat. Stehen sich solcherart zwei mit Stresshormonen vollgepumpte Personen gegenüber, wird eine vernünftige Kommunikation extrem erschwert. Ältere Zahnärzte haben sich im Lauf der Jahre einen Schutzwall der Abwehr zugelegt, indem sie dem Patienten jovial die Wange tätscheln und begütigen: »So schlimm wird's schon nicht werden.«

Der Zahnarzt muss sich daher entsprechend psychologisch weiterbilden, um das Hochgehen der Schulter und das Anspannen der Lippen nicht als Aggression gegen sich persönlich, sondern als Ausdruck der Angst zu deuten, und er muss lernen, wie man Angst abbaut oder erst gar nicht entstehen lässt. Denn es ist viel leichter, einen guten Zustand (beim Zahnarzt und beim Patienten) beizubehalten, als eine Stress- und Panikreaktion wieder zu reduzieren.

Der Dialog muss stimmen

Als Patient können Sie das Entstehen dieser Angstspirale verhindern, indem Sie sich (möglichst bei einem separaten Termin vorher) alles erklären lassen, sodass Sie keine Angst vor Überraschungen haben müssen und genau wissen, was während der Behandlung Schritt für Schritt gemacht wird. So können Sie auch noch einmal nachfragen, wenn Zweifel vorhanden sind. Sie müssen dem Zahnarzt allerdings vorher sagen, ob er Ihnen alles genau erklären soll oder ob Sie möglichst gar nichts wissen wollen – so kann er sich darauf einstellen.

Bei der Behandlung werden Sie sich auf Ihre körperliche Entspannung konzentrieren, denn auch gute Gefühle übertragen sich. Sie signalisieren dem Zahnarzt durch Ihre Entspannung und Ihre lockeren Muskeln Vertrauen und Behandlungsbereitschaft. Dann wird alles zügig und sanft gehen, weil alle Beteiligten locker und konzentriert sind. Wenn Sie aber gar nichts mitbekommen möchten und am liebsten eine Narkose bekommen würden, dann ist es besser, sich im Vorfeld der Behandlung über Ihr ängstliches Verhalten Gedanken zu machen und darüber, wie Sie das ändern können, denn sonst überträgt sich Ihre Angst auf den Zahnarzt. Die Folge: Die Angst schaukelt sich hüben wie drüben hoch und wird immer größer.

Nach der Lektüre dieses Buches wissen Sie ja nun, dass das nicht sein muss. Es gibt viele Möglichkeiten, Ihre Angst vor dem Zahnarzt zu bewältigen – darunter ist sicher auch eine, die Ihnen behagt. Packen Sie das Problem an und stellen Sie sich ihm. Sie werden sehen: Sobald Sie nicht mehr vor Ihrer Angst weglaufen, ist schon der erste Schritt in die richtige Richtung getan. Wir wünschen Ihnen viel Erfolg dabei!

Literatur

Abresch J. (2003): Zähneknirschen – Zähnepressen – Kiefer- & Kopf-schmerzen. Ratgeber für Betroffene, Ärzte und Therapeuten. Lohra (Mondstein) 2003.

Alman, B.M. u. Lambrou, P.T. (1995): Selbsthypnose. Ein Handbuch zur Selbsttherapie. Heidelberg (Carl-Auer).

Ammann, A. (1980): Der Tag des Zahnes oder ein Märchen für Kinder. Berlin (Quintessenz).

Birner, U. (1993): Psychologie in der Zahnmedizin. Berlin (Quintes-senz).

Flor, H. et al. (2002): »Spouse presence alters brain response to pain«. Program No. 754.4. 2002 Abstract Viewer/Itinerary Planner. Wa-shington, DC: Society for Neuroscience. (Online).

Jaynes, J. (1988): Der Ursprung des Bewusstseins durch den Zusammen-bruch der bikameralen Psyche. Reinbek (Rowohlt).

Kent, G. u. Blinkhorn, A.S. (1993): Psychologie in der Zahnheilkunde. München/Wien (Hanser).

Lindemann, H. (1989): Autogenes Training. Der bewährte Weg zur Ent-spannung. München (Mosaik).

Lindemann, H. (1987): Überleben im Stress. Autogenes Training. Mün-chen (Heyne).

Müller, E. (1983): Du spürst unter deinen Füßen das Gras. Autogenes Training in Phantasie- und Märchenreisen. Frankfurt/Main (Fi-scher).

Nilges, P. (1992): »Psychologische Modelle, Diagnostik und Therapie bei Gesichts- und Kopfschmerzen«. In G. K. Siebert (Ed.): Gesichts-und Kopfschmerzen. München/Wien (Hanser).

Peter, B. u. A. Geissler (1988): Muskelentspannung. München (Mosaik).

Riebensahm, H. (1987): Schmerzen vergessen. Göttingen (Sonomed; Tonbandkassette, Best.-Nr. SMB 32).

Schmierer, A. (1993): Einführung in die zahnärztliche Hypnose. Berlin (Quintessenz).

Schmierer, A. et al. (2002): Kinderhypnose in der Zahnmedizin. Stutt-gart (Hypnos).

Schmierer, A. u. G. Schütz (2007): Zahnärztliche Hypnose. Berlin (Quintessenz).

Schütz, G. u. H. Freigang (^{2}2006): Ratgeber zahnärztliche Hypnose. Stuttgart (Hypnos).

Sörger, K. (2003): Die Mühle Trance CD. Gegen Zähneknirschen, -pressen und Kiefergelenksbeschwerden. Hanau (Psionic).

Steig, W. (^{2}1992): Doktor De Soto. Hildesheim (Hoch).

Entspannungs-CDs

Die folgenden Entspannungs-CDs können dem ängstlichen Patienten helfen, die zahnärztliche Behandlung gut hinter sich zu bringen. Sie sind speziell auf die zahnärztliche Behandlung abgestimmt.

Uneståhl, L.: Mentales Training, ISBN 978-3-933569-07-3
Energie und Selbstvertrauen mit Hypnose und progessiver Muskelentspannung. Aus dem Englischen von H. J. Hautkappe und A. Schmierer.

Schmierer, A.: Beim Zahnarzt ohne Stress, ISBN 978-39335-69004
Zur Vorbereitung und Begleitung einer entspannten Zahnbehandlung. Diese CD hilft Ihnen, Ängste abzubauen und zu überwinden. Mit chinesischer Qi-Gong-Musik.

Schmierer, A.: Beim Zahnarzt in Hypnose, ISBN 978-39335-69011
Diese Anleitung zur hypnotischen Schmerzkontrolle bei zahnärztlich-chirurgischen Eingriffen kann bei guter Konzentration und Hypnosefähigkeit in einen tiefen Hypnosezustand führen, in dem auch schmerzhafte Eingriffe ohne Spritze durchgeführt werden können. Es erfolgt eine rasche und gute Heilung.

Schmierer, A.: Beim Zahnarzt ganz entspannt, ISBN 978-39335-69028
Naturnahe Klänge unterstützen ein angenehmes Erleben des Zahnarztbesuches. Auch diese CD hilft, Angst abzubauen und besser zu entspannen. Es entstehen selten Nachbeschwerden. Hintergrundmusik: Anugama, »Healing«.

Schmierer, A./G. Schmierer: Beim Zahnarzt ohne Spritze,
ISBN 978-39335-69059
Doppelinduktion (gleichzeitige Arbeit von zwei Hypnotiseuren) während der Zahnbehandlung. Zur Begleitung einer normalen

zahnärztlichen Behandlung geeignet, z. B. bei der Füllungstherapie oder beim Beschleifen von Zähnen in der Zahnarztpraxis. Die Doppelinduktion bewirkt eine rasche tiefe Entspannung und Schmerzlosigkeit.

Schmierer, G.: Das Zahndschungelmärchen, ISBN 978-39335-69066
Für kleine und große Kinder während der Zahnbehandlung. Die CD kann auch zur Beruhigung, Entspannung und Motivation gehört werden. Der Hörer wird durch Geräusche, die während der Behandlung vorkommen, in seiner Fantasie angeregt und vom Erleben im Mund abgelenkt.

Regionalstellen der Deutschen Gesellschaft für Zahnärztliche Hypnose (DGZH) e. V.

Bei folgenden Stellen finden Sie Adressen von Zahnmedizinern, die mit dem Verfahren der zahnärztlichen Hypnose vertraut sind. Zahnärzte, die mit Hypnose arbeiten, verfügen über fundierte psychologische Kenntnisse, die sie speziell bei ängstlichen Patienten anwenden.

Hauptsitz:
Deutsche Gesellschaft für Zahnärztliche Hypnose (DGZH)
Esslinger Str. 40
70182 Stuttgart
Tel. +49 711 2360618
Fax. +49 711 244032
www.dgzh-stuttgart.de
www.regionalstelle-stuttgart.de

Fax +49 30 64197307
www.dgzh-berlin.de

Regionalstelle Frankfurt
Frankfurter Str. 19
65830 Kriftel bei Frankfurt
Tel. +49 6192 910840
Fax. +49 6192 911100
www.dgzh-frankfurt.de

Regionalstellen:
Regionalstelle Berlin/Brandenburg
Lindenallee 21
12587 Berlin
Tel. +49 30 64197308

Regionalstelle Hamburg
Eppendorfer Landstr. 143
20251 Hamburg
Tel. +49 40 475976
Fax. +49 40 472185
www.dgzh-Hamburg.de

Regionalstelle Schleswig-Holstein
Renate Hoeft
24326 Sophienlust
Tel. +49 163 7384743
info@zahnarzt-hoeft.de

Regionalstelle Westfalen-Lippe
Eckeystr. 18
59320 Ennigerloh
Tel. +49 2524 1515
Fax. +49 2524 951518
c.a.rauch@t-online.de

Regionalstelle Nordrhein
Zum Vordamm 1
57462 Olpe
Tel. +49 2761 838150
Fax. +49 2761 839787
UweRudol@gmx.de

Regionalstelle Niedersachsen
Bundschuhstr. 43
39116 Magdeburg
Tel. +49 391 6209962
Mobil +49 171 3446925
info@dgzh-niedersachsen.de

Regionalstelle München
Ridlerstr. 34
80339 München
Tel. +49 89 5022522
Fax +49 89 5025499
georg.duenzel@t-online.de

Regionalstelle Mainz
Große Bleiche 2
55116 Mainz
Tel. +49 6131 234874
Fax. +49 6131 237749
th.pranschke@t-online.de

Über die Autoren

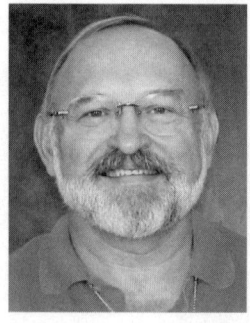 *Dr. Albrecht Schmierer* ist Zahnarzt in eigener Praxis in Stuttgart, Präsident der Deutschen Gesellschaft für Zahnärztliche Hypnose (DGZH) e.V. und Mitglied in zahlreichen Hypnosegesellschaften wie der Milton Erickson Gesellschaft für Klinische Hypnose e. V. (M. E. G.), der International Society of Hypnosis (ISH), der Swedish Society of Clinical and Experimental Hypnosis (SSCEH) und des American Board of Hypnosis in Dentistry (A. B. H. D.).

Nach dem Studium der Zahnheilkunde, der Assistentenzeit an der Universität Tübingen und der psychologischen Ausbildung in Gestalttherapie, Psychosomatik und Hypnose arbeitet er heute vor allem auf dem Gebiet der Gnathologie, Parodontologie und in der Rehabilitation von schwierigen Fällen mit Hilfe von Hypnose.

Er ist Autor zahlreicher Veröffentlichungen zum Thema Gnathologie, Aufwachtechnik und Hypnose und international bekannt durch seine Fortbildungstätigkeit auf Kongressen und im Rahmen des Curriculums der DGZH e.V. Im Hypnos-Verlag seiner Frau Gudrun veröffentlichte er verschiedene CDs mit Selbsthypnoseinduktionen zu medizinischen Themen. Besonderer Schwerpunkt seiner Arbeit ist die Kombination von psychologischen und zahnärztlichen Behandlungsmethoden.

Weitere Informationen unter www.praxis-schmierer.de.

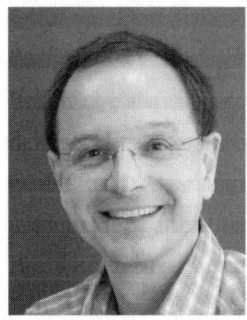 *Dr. Gerhard Schütz,* ist Diplompsychologe und Psychologischer Psychotherapeut mit Schwerpunkt Hypnose in eigener Praxis in Berlin-Steglitz. Mitglied der Milton Erickson Gesellschaft für Klinische Hypnose e. V. (M. E. G.) und seit 2007 im Vorstand der Deutschen Gesellschaft für Zahnärztliche Hypnose e.V. (DZGH). Er hat Ausbildungen in Klinischer Hypnose, NLP, Paartherapie und Familientherapie, ist Trainer und Supervisor der Deutschen Gesellschaft für Zahnärztliche Hypnose (DGZH) e.V. und Co-Leiter der Regionalstelle Berlin/Brandenburg der Deutschen Gesellschaft für Zahnärztliche Hypnose. Er hat zahlreiche Bücher zum Thema Hypnose und Kommunikation geschrieben und geht einer umfangreichen Vortrags- und Fortbildungstätigkeit nach.

Weitere Informationen unter www.gerhard-schuetz.de

CDs von Dr. Albrecht Schmierer

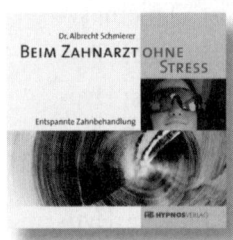

Beim Zahnarzt ohne Stress
Entspannte Zahnbehandlung
Audio-CD, Booklet, Spielzeit ca. 74 Min.
ISBN 978-3-933569-00-4
▸ Best.-Nr. CD 1001
Diese bewährte Hypnose-CD wird seit vielen Jahren erfolgreich sowohl in Praxen und Kliniken als auch von Patientinnen und Patienten zur Entspannung vor, während und nach einer zahnärztlichen Behandlung eingesetzt.

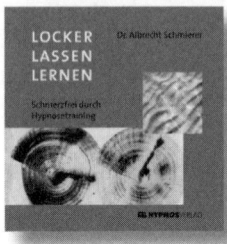

Locker lassen lernen
Schmerzfrei durch Hypnosetraining
Audio-CD, Booklet, Spielzeit ca. 68 Min.
ISBN 978-3-933569-03-5
▸ Best.-Nr. CD 1004
Ihr bester Schmerztherapeut sind Sie selbst! Ob Spannungskopfschmerz, Migräne oder Rückenschmerzen: Mit Hilfe dieses Selbsthypnosetrainings lernen Sie, Ihre Schmerzen zu kontrollieren, zu reduzieren und nach einiger Zeit ganz zu vergessen.

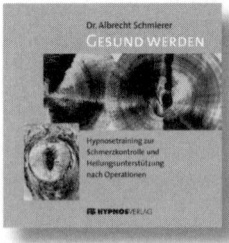

Gesund werden
Hypnosetraining zur Schmerzkontrolle und Heilungsunterstützung nach Operationen
Audio-CD, Booklet, Spielzeit ca. 64 Min.
ISBN 978-3-933569-37-0
▸ Best.-Nr. CD 3009
Effektive Hilfe zur Selbsthilfe: Diese therapeutische CD unterstützt die Schmerzkontrolle nach chirurgischen Eingriffen, ermöglicht eine maximale Stressreduktion und trägt so zu einer schnellen und angenehmen Heilung bei.

Beim Zahnarzt ohne Spritze
Angst- und Schmerzkontrolle während der
Zahnbehandlung durch Selbsthypnose mit
Hilfe einer Doppelinduktion
Audio-CD, Booklet
ISBN 978-3-933569-05-9
▸ Best.-Nr. CD 1006

Beim Zahnarzt in Hypnose
Schmerzfreie Zahnbehandlung
Audio-CD, Booklet
ISBN 978-3-933569-01-x
▸ Best.-Nr. CD 1002

HYPNOS VERLAG

*Alle CDs sind im Buchhandel erhältlich
sowie im Internet unter: www.hypnos.de.
Fordern Sie kostenlos unser Gesamtverzeichnis an!*